DIETA CARNÍVORA

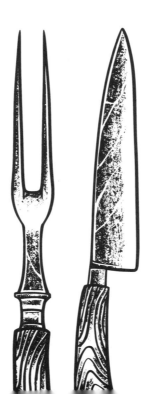

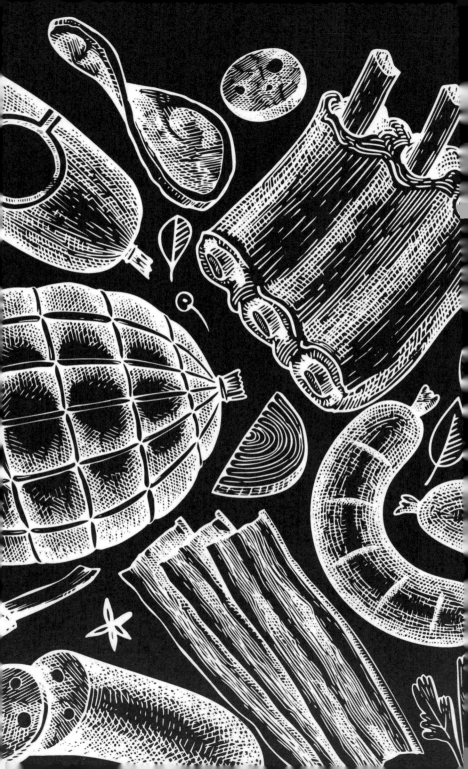

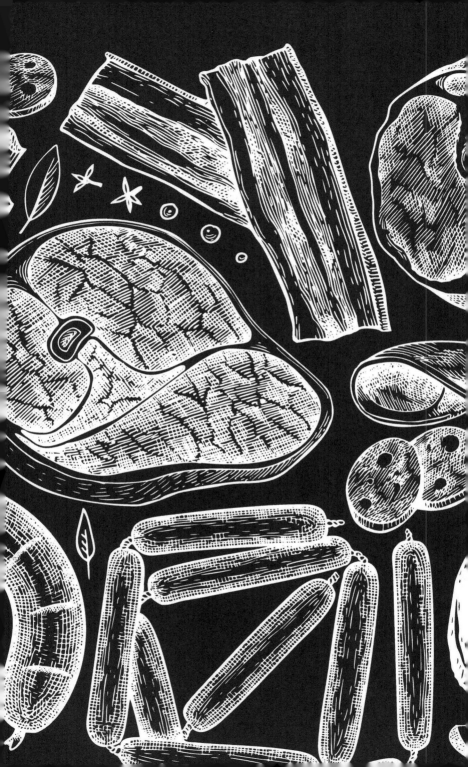

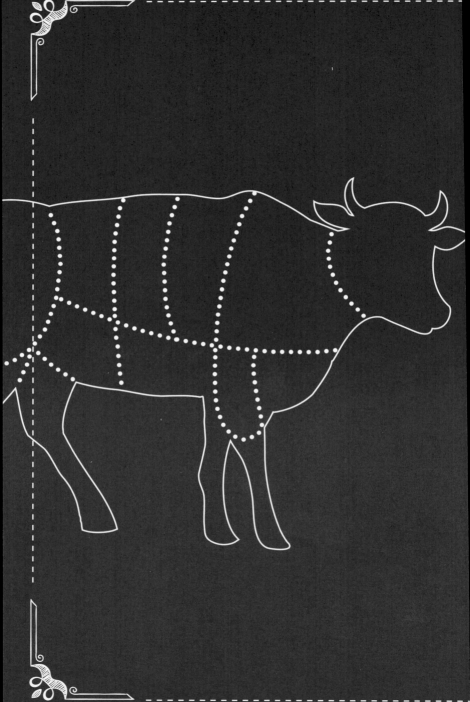

FABIANE SILVÉRIO

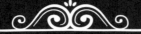

DIETA CARNÍVORA

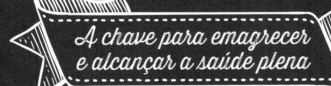

A chave para emagrecer e alcançar a saúde plena

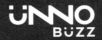

© 2024, Fabiane Silvério

© 2024, Buzz Editora

A marca registrada Experiência Carnívora® é propriedade exclusiva de Fabiane Silvério. Todos os direitos reservados. Qualquer uso não autorizado é proibido.

PUBLISHER **Anderson Cavalcante**

CORDENADORA EDITORIAL **Diana Szylit**

EDITOR-ASSISTENTE **Nestor Turano Jr.**

ANALISTA EDITORIAL **Érika Tamashiro**

ESTAGIÁRIA EDITORIAL **Beatriz Furtado**

PREPARAÇÃO **Daniela Franco**

REVISÃO **Laila Guilherme, Paula Queiroz e Lui Navarro**

PROJETO GRÁFICO **Equatorium Design**

IMAGENS DE CAPA E MIOLO **Ciro Aguiar Viana Gonçalves**

OUTRAS IMAGENS **Creative Market** (p. 21), **Depositphotos** (pp. 2, 3, 9, 24, 114, 165, 166 e 167), **Envato** (pp. 1, 12, 14, 22, 27, 43, 109, 147, 155 e 162), **Freepik** (pp. 4, 29, 67, 77, 80, 82, 83, 85, 86, 87, 88, 89, 110, 119, 145, 151, 154, 156, 157 e 161)

Nesta edição, respeitou-se o novo Acordo Ortográfico da Língua Portuguesa.

DADOS INTERNACIONAIS DE CATALOGAÇÃO NA PUBLICAÇÃO (CIP)
(CÂMARA BRASILEIRA DO LIVRO, SP, BRASIL)

Silvério, Fabiane
    Dieta carnívora : A chave para emagrecer e alcançar a saúde plena /
Fabiane Silvério. – São Paulo : Buzz Editora, 2024.

    ISBN 978-65-5393-400-9
    1. Carnes 2. Dietas para emagrecer 3. Nutrição
4. Saúde – Aspectos nutricionais I. Título.

23-141695   CDD-920.71

Índices para catálogo sistemático:
1. Dieta : Alimentação e saúde : Nutrição 613.2
Tábata Alves da Silva - Bibliotecária - CRB-8/9253

Todos os direitos reservados à:

Buzz Editora Ltda.

Av. Paulista, 726, Mezanino

CEP 01310-100, São Paulo, SP

[55 11] 4171 2317

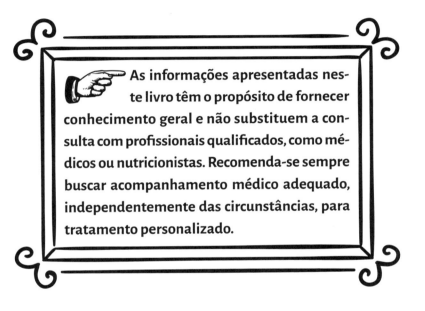

☞ As informações apresentadas neste livro têm o propósito de fornecer conhecimento geral e não substituem a consulta com profissionais qualificados, como médicos ou nutricionistas. Recomenda-se sempre buscar acompanhamento médico adequado, independentemente das circunstâncias, para tratamento personalizado.

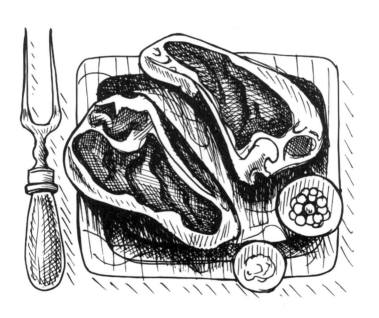

SUMÁRIO

PREFÁCIO **15**

APRESENTAÇÃO **23**

INTRODUÇÃO **26**

Preparado para começar a sua experiência carnívora? **29**

Você é aquilo que a sua comida comeu! **31**

Por que a dieta carnívora tem ganhado tanta atenção nos últimos anos? **32**

Desvendando os mistérios da dieta carnívora: o poder da alimentação animal **35**

Origem da dieta carnívora **41**

Evolução e dieta carnívora: entenda por que os humanos foram feitos para comer carne **42**

Um breve resumo sobre os benefícios da dieta carnívora **44**

Mudança no comportamento humano: como a agricultura prejudicou a nossa saúde **68**

O perigo do agrotóxico glifosato **69**

O que dizer do colesterol? **73**

E o carboidrato? **75**

Desarranjo metabólico: como carboidratos deixam você preso em um ciclo vicioso de fome e ganho de gordura **78**

O problema com os carboidratos é que eles são tão viciantes quanto drogas perigosas **79**

Açúcar: um doce veneno que pode estar em quase tudo o que comemos **81**

Se esses alimentos não são bons, quais são? **85**

O que é permitido comer na dieta carnívora? **85**

Alimentos que devem ser evitados na dieta carnívora **91**

Tudo o que você precisa saber sobre carne bovina: sabor, saúde e qualidade em cada mordida **95**

Composição química da carne: descubra o que está em seu prato! **96**

A carne bovina é um tesouro nutricional que oferece diversos benefícios para o nosso corpo! **97**

Nutrição animal e qualidade da carne bovina: como a alimentação equilibrada pode impactar a nossa saúde **101**

Gado e Sal **102**

Agora, como deve ser uma carne bovina de qualidade? **104**

Entendimento sensitivo: como cor, maciez, odor, sabor e textura são determinantes na qualidade da carne **107**

Veja com os olhos, sinta com o paladar **108**

A segurança alimentar na carne bovina **111**

Mantenha sua faca e seu garfo prontos, porque estamos prestes a desmistificar ainda mais o que você pensa sobre a carne e suas propriedades! **112**

Hormônios e antibióticos na carne bovina **115**

Hormônios na pecuária de corte **115**

Antibióticos na nutrição animal **115**

Aditivos naturais e seu potencial **116**

Aditivos em alimentos de origem animal: desvendando mitos e verdades **117**

A carne no Brasil tem hormônio? **119**

Mapa do boi: cortes de carne de padrão no Brasil **123**

Cortes de carne bovina: escolha o melhor para o seu paladar **125**

Carne: a nobreza da alimentação humana **131**

Por que você não precisa ter medo de adicionar a carne à sua dieta? **135**

Carne vermelha: dieta carnívora e o efeito estufa **139**

Afinal, a dieta carnívora é muito rígida? **141**

Como fica o custo para o consumidor? **144**

Faça uma dieta carnívora! **145**

Será que não podemos encontrar prazer e satisfação também em outros alimentos? **149**

Plano de três dias de refeições da dieta carnívora **155**

Minhas conclusões e experiências com a dieta carnívora! **159**

REFERÊNCIAS **169**

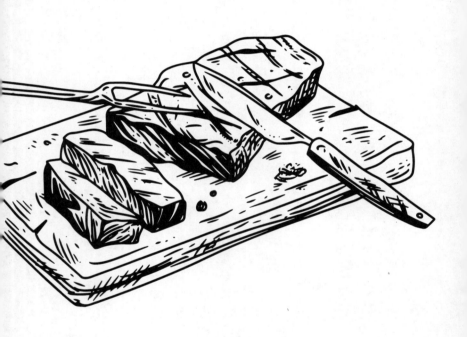

NA JORNADA CARNÍVORA,
BUSCAMOS A HARMONIA ENTRE
OS DIFERENTES NUTRIENTES
ENCONTRADOS NOS ALIMENTOS
DE ORIGEM ANIMAL, PERMITINDO
QUE NOSSO CORPO DESFRUTE
DE TODOS OS BENEFÍCIOS
QUE ESSA ABORDAGEM PODE
PROPORCIONAR.

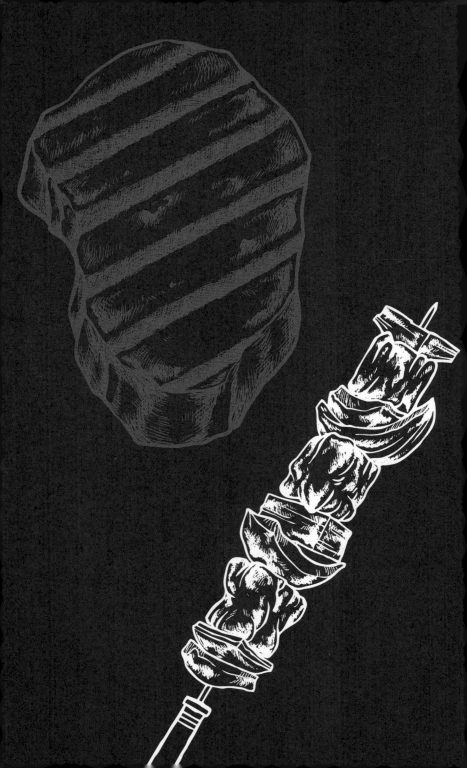

PREFÁCIO

Meu nome é Letícia Moreira e sou nutricionista formada há dezoito anos pela Faculdade de Medicina de Itajubá. Tenho o privilégio de ser a responsável pela nutrição do ultra-atleta de alta performance Alessandro Medeiros. Nossa parceria é uma jornada incrível de superação e transformação, impulsionada pela dieta carnívora.

Há alguns anos, enfrentei uma fase difícil em minha vida. Sofri com obesidade após passar por uma depressão e duas perdas gestacionais. Abandonei a minha carreira como nutricionista e fui trabalhar no setor comercial de uma empresa de equipamentos médicos. Foi nesse período que conheci as dietas *low carb*, por meio do blog do dr. Souto, o que mudou completamente a minha perspectiva a respeito da nutrição.

Elas abriram minha mente e reacenderam a minha paixão pela profissão de nutricionista. Em apenas quatro meses, consegui emagrecer vinte quilos e voltei a atuar na minha área de formação.

Em 2018, fui idealizadora, juntamente com outro atleta, de um programa pioneiro que abordava dietas *low carb* no esporte. Foi quando me deparei com uma situação desafiadora: uma atleta celíaca que não conseguia melhorar sua condição, mesmo seguindo uma alimentação cetogênica. Percebi que eu precisava estudar mais sobre a dieta carnívora, que de fato se mostrou a melhor estratégia nutricional para a qualidade de vida e performance da atleta. Na época, tornei-me uma das primeiras profissionais a adotar essa dieta no esporte de *endurance* no Brasil, trazendo seus benefícios para atletas de alto desempenho.

Um dia, Alessandro Medeiros, buscando uma alimentação mais sustentável, encontrou meu perfil nas redes sociais. Ele inicialmente adotou uma alimentação *paleo, low carb* e cetogênica. No entanto, sua preparação para o Mundial de Ultraman, no Havaí, exigia que perdesse peso rapidamente. Foi então que decidimos testar a dieta carnívora por quinze dias antes da competição. Alessandro se apaixonou por ela, e os resultados foram surpreendentes!

No entanto, devido ao cronograma apertado, ele não conseguiu se adaptar totalmente e retornou a uma alimentação cetogênica. Foi durante a pandemia, com o cancelamento das provas, que decidiu retomar a dieta carnívora em tempo integral. Nesse período, alcançou feitos impressionantes, como correr dez meias maratonas seguidas e completar 160 quilômetros para comemorar seu aniversário de cinquenta anos.

Nosso trabalho se tornou um verdadeiro laboratório. Durante os 160 quilômetros da corrida, realizamos diversas medições a cada duas horas: oximetria, peso, cetose, glicose, pressão arterial, entre outras. Foi uma oportunidade única de entender como o organismo do Alessandro estava respondendo à nova alimentação.

Desde então, ele tornou-se o primeiro ultra-atleta do mundo a alcançar grandes feitos no esporte com uma dieta baseada 100% em proteína e gordura animal. Obteve o quinto lugar no UB515 Ultraman Brasil, o décimo lugar no Mundial de Ultraman no Havaí, o segundo lugar na Miami 100 Ultramarathon, o terceiro lugar na Key West 100 milhas e o quarto lugar na ultramaratona de cinquenta quilômetros de Jupiter, na Flórida.

Sua parceria comigo foi um marco histórico em sua carreira, e sua dedicação há mais de trinta anos ao ultra-atletismo, alinhada à minha abordagem nutricional, o levaram ao topo das competições globais.

Alessandro Medeiros e eu somos um exemplo de como a alimentação estratégica pode transformar vidas e elevar o desempenho de um atleta. Nossa história é inspiradora e desafiadora, mostrando que os limites podem ser ultrapassados e o impossível conquistado por meio de uma abordagem baseada em proteína e gordura animal.

A dieta carnívora tem sido objeto de várias obras importantes no campo da nutrição e saúde. Entre os livros publicados, podemos citar *The Carnivore Diet*, do renomado médico Shawn Baker, e *Carnivore Cure*, da nutricionista Judy Cho. Em seus textos, ambos exploram os princípios e benefícios de uma alimentação baseada exclusivamente em alimentos de origem animal, discutindo como essa abordagem pode levar a uma melhora na saúde e à perda de peso.

Outro trabalho relevante é *The Carnivore Code*, de Paul Saladino, que, ao propor o retorno a uma dieta ancestral, desvenda os segredos para uma boa saúde. Saladino explora os benefícios de se alimentar de acordo com a genética e a evolução humanas, argumentando que as dietas modernas, ricas em carboidratos e alimentos processados, são a causa de muitas doenças crônicas.

Vale citar ainda o trabalho de Brian Groves, que mergulha nas origens da nutrição humana, destacando a importância de nos alimentarmos como nossos ancestrais. Ele defende a ideia de que uma dieta baseada em alimentos naturais e não processados traz benefícios significativos para a saúde e a performance atlética.

Em relação a outras abordagens alimentares relacionadas, obras como *The Keto Reset Diet*, de Mark Sisson, e *Wired to Eat*, de Robb Wolf, exploram a dieta cetogênica e como ela pode ser adaptada para indivíduos em busca de perda de peso, melhora metabólica e equilíbrio hormonal.

Embora nem todas as obras citadas sejam estritamente focadas na dieta carnívora, elas fornecem uma base de conhecimento valiosa para entender as implicações nutricionais e os benefícios de uma abordagem baseada em proteína e gordura animal. Essas referências bibliográficas contribuem para a fundamentação teórica por trás da alimentação carnívora, avaliando as suas virtudes e aplicações práticas na busca por saúde e desempenho aprimorados.

Portanto, minha jornada com o Alessandro tem uma sólida base teórica. Aplicamos esses conhecimentos, rompendo barreiras e alcançando resultados impressionantes.

Sinto-me honrada e emocionada por ter a oportunidade de escrever este prefácio. O livro de Fabiane Silvério representa um marco significativo na disseminação da dieta carnívora em nosso país, e é resultado do comprometimento e da dedicação da autora em compartilhar conhecimentos e experiências sobre esse estilo alimentar revolucionário.

A trajetória de Fabiane é inspiradora. Ela começou sua jornada em busca de uma alimentação mais saudável, mas ficou desapontada com o resultado das abordagens convencionais. Foi então que descobriu a dieta carnívora e experimentou uma verdadeira transformação em sua saúde e bem-estar.

Com este livro, ela nos presenteia um valioso recurso, que reúne informações científicas, experiências pessoais e orientações práticas, tanto básicas quanto mais complexas. Uma ferramenta completa e acessível para todos aqueles que desejam explorar os benefícios da dieta carnívora.

Além disso, ao compartilhar sua jornada pessoal, expondo

seus desafios e triunfos, Fabiane nos faz perceber o poder transformador de implementar esse estilo alimentar em nossa rotina.

Como nutricionista, vejo grande valor neste livro, que servirá como uma ferramenta de apoio para profissionais de saúde e também para aqueles que desejam aprofundar seus conhecimentos sobre a dieta carnívora, sendo uma fonte confiável e baseada em evidências científicas que nos ajuda a compreender os fundamentos nutricionais dessa abordagem e suas implicações para a saúde humana.

Estou convicta de que o livro de Fabiane Silvério será uma referência importante e inspiradora. Sua dedicação e paixão em disseminar esse conhecimento são admiráveis, e tenho certeza de que a obra que você tem em mãos será um recurso indispensável para todos que buscam uma vida mais saudável, equilibrada e cheia de vitalidade.

Espero que as palavras que compartilho incentivem os leitores a mergulharem nessa jornada fascinante da dieta carnívora, guiados pela expertise e entusiasmo de Fabiane Silvério. Que esta leitura seja uma bússola confiável para uma vida cheia de saúde e bem-estar.

Prepare-se para um mundo de possibilidades e descubra como a nutrição pode elevar o seu desempenho e transformar a sua vida.

Letícia Moreira Monteiro
Nutricionista
Santa Rita do Sapucaí, MG, Brasil

Alessandro Silva de Medeiros
FedEx professional driver
Deerfield Beach, Flórida, EUA

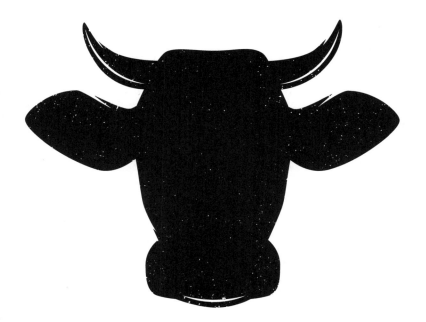

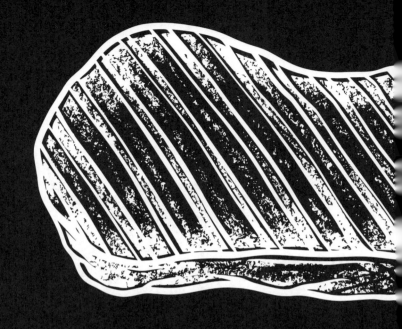
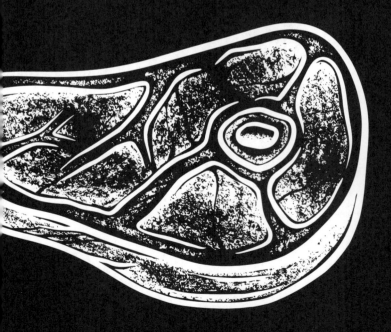

APRESENTAÇÃO

Meu nome é Fabiane Silvério, sou nutricionista, pós-graduada na área de Adequação Nutricional e Manutenção da Homeostase — Prevenção e Tratamento de Doenças Relacionadas à Idade. Sou especialista em doença autoimune, modulação intestinal, síndrome metabólica, emagrecimento, incompatibilidades alimentares e doenças crônicas.

Meu propósito é levar mais saúde para a vida das pessoas sem depender de medicamentos.

Acredito firmemente que temos em nossas mãos o poder para realizarmos as escolhas certas, fazendo com que o nosso corpo acesse o seu maravilhoso processo de autocura. Um exemplo disso é a recuperação da saúde em poucos dias, quando se retira da dieta o agente agressor.

Meu objetivo é mostrar exatamente como esse processo acontece na prática através de uma experiência carnívora. É, sim, possível mudar hábitos alimentares enraizados ao longo do tempo, que estão sendo venenosos para o seu corpo.

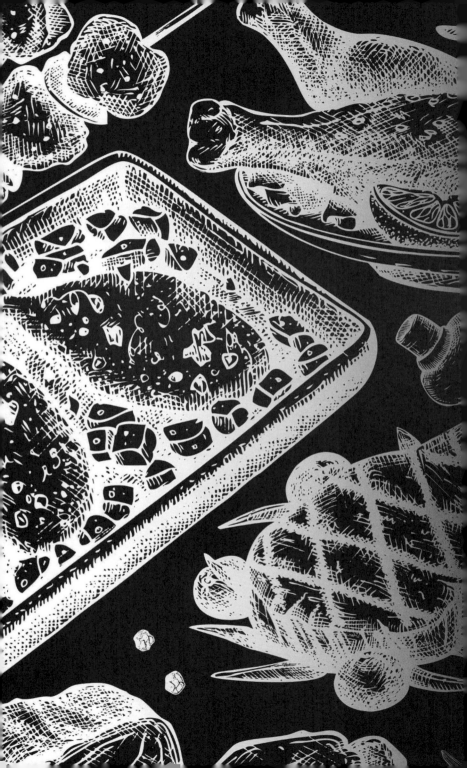

"Acredito que devemos buscar entender e absorver que, mesmo inseridos em uma realidade estressante, em um contexto no qual passamos o dia todo fora de casa, sem horários flexíveis e sem tempo para nos dedicar à alimentação, podemos cultivar hábitos mais saudáveis.

O alimento não deve ser usado como recompensa nem como fuga, mas sim como um aliado à qualidade de vida."

Fabiane Silvério

INTRODUÇÃO

Bem-vindo ao mundo da experiência carnívora!

Se você está lendo este livro, é provável que esteja cansado de lutar contra o peso, a inflamação, a fadiga constante, as doenças autoimunes e tantos outros problemas alimentares e de saúde que têm afetado a sua qualidade de vida. Mas tenho boas notícias: você está prestes a descobrir uma esperança em forma de alimentação poderosa.

Provavelmente você já ouviu falar sobre a dieta carnívora e os benefícios que ela pode proporcionar à sua saúde. Você irá embarcar em uma jornada realmente incrível e transformadora.

Embora a ideia de seguir uma dieta baseada exclusivamente em alimentos de origem animal possa parecer radical para algumas pessoas, a verdade é que os benefícios dela são apoiados em evidências históricas e científicas.

Há aproximadamente dez mil anos, os alimentos vegetais eram escassos e sazonais, enquanto a caça era difícil e nem sempre bem-sucedida.

Portanto, nós, humanos (tecnicamente onívoros — ou seja, podemos digerir plantas e animais), tivemos que nos concentrar em colher e caçar alimentos ricos em calorias e nutrientes. Em outras palavras, precisávamos de um grande retorno calórico para equilibrar o gasto de energia nessas atividades. Para garantir o máximo de nutrientes com o mínimo de esforço, nossos ancestrais se especializaram em uma fonte específica, a carne.

A informação que trago neste livro é embasada em estudos recentes indicando que os humanos consumiam uma dieta hipercarnívora há quase dois milhões de anos.

Atualmente, milhares de praticantes desse tipo de alimentação relatam uma série de benefícios poderosos, incluindo perda de peso, aumento da energia, redução da inflamação e melhora da saúde mental.

É esse rico universo que vou apresentar a partir de agora!

Por meio deste livro, você aprenderá tudo o que precisa saber sobre a dieta carnívora, desde sua origem até os benefícios específicos que ela pode proporcionar à sua saúde.

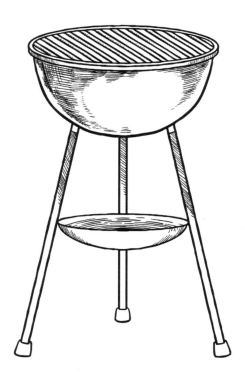

EXPERIÊNCIA CARNÍVORA

PREPARADO PARA COMEÇAR A SUA EXPERIÊNCIA CARNÍVORA?

Esta pode ser a resposta que você estava procurando há tanto tempo. Vamos explorar juntos os segredos dessa abordagem alimentar e descobrir como ela pode trazer equilíbrio, vitalidade e bem-estar para a sua vida.

Está na hora de dar o primeiro passo em direção a uma experiência carnívora incrível.

Vamos lá!

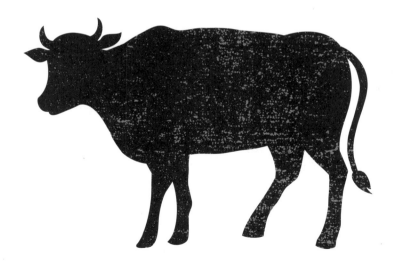

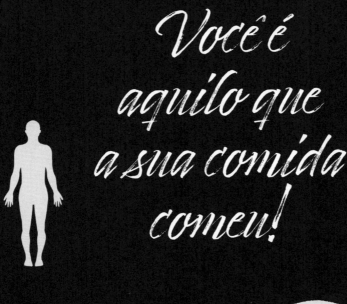
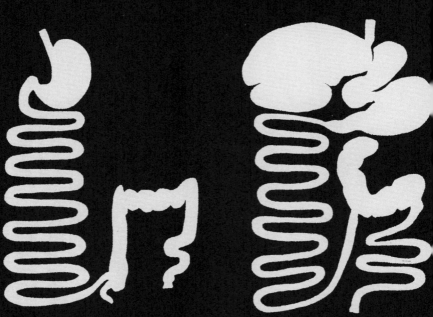

VOCÊ É AQUILO QUE A SUA COMIDA COMEU!

Muitas vezes, ouvimos a frase "você é o que você come". E, embora isso seja parcialmente verdade, a realidade é um pouco mais complexa. De fato, **"somos aquilo que a nossa comida comeu!"**.

O que isso significa? Veja bem, a resposta é simples: não é apenas o que você come que importa, mas também como os alimentos que você ingere afetam seu corpo e seu bem-estar geral.

E é aí que entra a experiência carnívora.

Ao contrário das dietas convencionais, que se concentram em equilibrar uma variedade de alimentos, a abordagem carnívora se baseia exclusivamente em alimentos de origem animal. Apesar de parecer um cardápio limitado, não se engane, não estamos falando de algo sem graça ou sem sabor. Muito pelo contrário.

A estratégia carnívora envolve uma cuidadosa seleção de alimentos altamente nutritivos, como carne vermelha, frango, peixe, ovos, frutos do mar e, até mesmo, vísceras. E não para por aí: búfalo, porco, javali e uma variedade de opções estão disponíveis para agregar sabor e diversidade ao seu cardápio.

POR QUE A DIETA CARNÍVORA TEM GANHADO TANTA ATENÇÃO NOS ÚLTIMOS ANOS?

Porque, como pesquisas recentes mostram, ela pode ter benefícios surpreendentes para a saúde, desde a redução de inflamação e melhora na digestão, até a perda de peso e o aumento da energia. Em 2021, a pesquisa "Behavioral Characteristics and Self-Reported Health Status among 2029 Adults Consuming a 'Carnivore Diet'" [Características comportamentais e estado de saúde autorrelatado entre 2.029 adultos que consomem uma "dieta carnívora"], concluiu que a dieta carnívora pode ajudar a transformar a saúde das pessoas:

> Os participantes relataram melhorias em condições médicas crônicas, saúde geral e aspectos de bem-estar, como energia, sono, força, resistência, clareza mental, memória e foco. [...] Embora a maioria das condições médicas consultadas tenha melhorado com a dieta, as anormalidades lipídicas foram afetadas de forma variável: 56% dos participantes relataram resolução ou melhora, 18% estabilidade e 27% nova ocorrência ou piora. As condições oftalmológicas melhoraram ou permaneceram inalteradas com igual frequência.
> [...]
> A perda de peso e outros benefícios à saúde foram mais frequentemente apontados como motivação para a adoção de uma dieta carnívora. De acordo com essa possibilidade, os en-

trevistados relataram redução substancial do IMC e melhorias no bem-estar físico e mental, na saúde geral e em inúmeras condições médicas crônicas. Os entrevistados com diabetes relataram benefícios especiais, incluindo maior perda de peso do que o grupo geral e reduções acentuadas no uso de medicamentos para diabetes e na HbA1c — descobertas notáveis tendo em vista o sucesso geralmente baixo das intervenções no estilo de vida para obesidade e diabetes.

No entanto, não se trata apenas de escolher alimentos de origem animal. É fundamental compreender como esses alimentos impactam o seu corpo e encontrar a abordagem certa para você. E é exatamente isso que vamos explorar aqui.

Ao longo deste livro, mergulharemos juntos nesse universo fascinante, desvendaremos os benefícios surpreendentes dessa prática, e eu mostrarei em detalhes como você pode adotar a dieta carnívora de maneira saudável e eficaz. Prepare-se para iniciar uma jornada de transformação rumo a uma vida plena, com a saúde melhor e mais energia.

Abrace essa mudança e comece a sua transformação agora mesmo. Seu corpo e sua mente agradecerão.

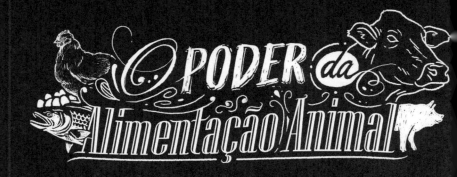

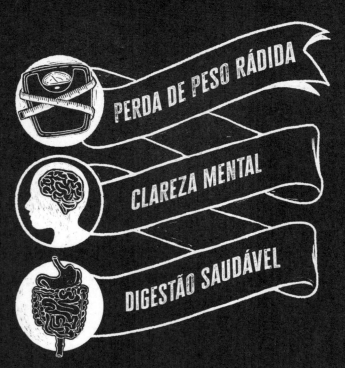

DESVENDANDO OS MISTÉRIOS DA DIETA CARNÍVORA: O PODER DA ALIMENTAÇÃO ANIMAL

Você já ouviu falar sobre a dieta carnívora, mas ficou com receio de experimentar algo tão radical?

Nas próximas páginas, mostrarei dados e informações de estudos de décadas que farão você abrir os olhos para uma nova consciência alimentar.

Ao contrário do que muitos pensam, a dieta carnívora não é apenas um modismo passageiro. Na verdade, ela tem ganhado cada vez mais adeptos ao redor do mundo, que relatam benefícios surpreendentes para a saúde e a qualidade de vida.

Veja, por exemplo, o depoimento inspirador de uma paciente que a experimentou:

A minha jornada trouxe um novo significado para a palavra "dieta". Percebi que não se tratava apenas de seguir regras rígidas de restrição alimentar para emagrecer, mas sim de fazer escolhas conscientes e entender o verdadeiro valor da alimentação.

Ser carnívora, para mim, é simplesmente optar por uma restrição consciente, em que compreendi que nada foi retirado; pelo contrário, ao escolher consumir carnes, ganhei o maior suplemento natural que existe no planeta. As proteínas são completas, com um perfil perfeito de aminoácidos essenciais, facilitando a absorção e digestão.

Ao longo dos dias, percebi ganhos significativos na minha saúde, que se intensificaram com o tempo. Entre eles:

- melhora na composição corporal;
- redução de quinze quilos;
- pele rejuvenescida;
- unhas fortes;
- muita energia;
- aumento da confiança;
- fim das acnes;
- menstruação sem cólicas;
- maior força para tomar decisões;
- menos celulite;
- sono reparador;
- cabelos fortes e sem queda;
- menos fome;
- controle emocional;
- clareza mental;
- maior concentração;
- ausência de compulsão por doces;
- sem inchaço e dores corporais.

Depois de sentir e vivenciar a melodia invisível da vida, do conhecimento e do bem-estar, não pude mais voltar à "velha vida". O céu do bem-estar se tornou o meu lar, a minha própria VIDA!

Miriam B.
Maceió/AL

Ou seja, se você se permitir, viverá em breve algo completamente novo e libertador em diversas áreas, mas principalmente na sua saúde geral.

Ao seguir a dieta carnívora, você elimina completamente alimentos vegetais, como frutas, legumes, grãos e sementes. Em vez disso, a lista de alimentos permitidos passa a incluir carnes vermelhas, aves, peixes, ovos e gorduras geralmente descartadas, como banha e sebo.

São diversos os pacientes meus que relatam perda de peso rápida, melhora na clareza mental e digestão saudável.

Shawn Baker destaca em seu livro *The Carnivore Diet* [A dieta carnívora] que

> muitas pessoas usam a dieta carnívora para resolver problemas de saúde e resolver problemas especialmente com a função intestinal para que possam gradualmente retornar outros alimentos às suas dietas sem efeitos nocivos.

A dieta carnívora também pode ser uma alternativa para quem sofre com problemas crônicos de saúde. São muitos os relatos de sucesso que mostram que essa alimentação pode trazer alívio para diversas condições médicas.

E os temperos? A maioria dos praticantes utiliza apenas sal integral e pimenta. Isso porque muitos temperos encontrados hoje têm muitas substâncias nada saudáveis em sua composição.

É importante fazer a distinção entre o sal integral e o refinado. Enquanto o sal refinado passa por um processo de refinamento que remove a maioria dos seus minerais, resultando em cloreto de sódio com adição de iodo, o sal integral preserva sua composição mais completa, contendo sódio, potássio, magnésio e outros minerais. O uso do sal integral ao longo do tempo pode, então, contribuir para estabilizar a saúde, uma vez que fornece uma variedade de minerais essenciais.

Eletrólitos são minerais essenciais, como sódio, potássio e magnésio, que desempenham papel importante na função do nosso corpo. Na dieta carnívora, é fundamental cuidar para que seus níveis sejam adequados. E como fazemos isso? Ajustando o uso do sal integral, deixando a carne um pouco mais "salgadinha".

Na dieta carnívora, a exclusão de outros temperos tem como objetivo principal evitar o consumo de realçadores de sabor presentes na maioria deles. Isso ocorre devido à alta palatabilidade desses realçadores, que estimulam uma parte da nossa língua chamada umami, responsável por identificar o quinto sabor, além do azedo, do doce, do ácido e do salgado.

Essa combinação de sabores pode levar a compulsões alimentares e contribuir para a obesidade, incluindo a obesidade infantil. Infelizmente, muitos alimentos atrativos, coloridos e divulgados como sendo para crianças contêm esses realçadores de sabor.

Muito disso já é de conhecimento geral, porém poucos sabem que os mesmos realçadores de sabor também estão presentes nos temperos aparentemente inofensivos que compramos no mercado. Por esse motivo, na dieta carnívora eles não entram no cardápio.

E isso não significa que sua comida precisa ser insossa pela falta de temperos. Você inclusive pode usar temperos frescos, se gostar e tolerar. Com a variedade de cortes de carne e formas de preparo, é possível criar pratos deliciosos e nutritivos.

Agora, talvez você esteja se perguntando: qual a diferença entre a dieta carnívora e a dieta cetogênica?

Ambas enfatizam a proteína, mas a dieta cetogênica permite o consumo de alguns carboidratos em pequenas quantidades, enquanto a dieta carnívora não permite o consumo de carboidratos. Nesta, apenas alimentos de origem animal são permitidos.

E qual a diferença entre a dieta da proteína e a dieta carnívora?

A dieta da proteína, uma abordagem popular que ganhou destaque no passado, baseia-se na remoção de carboidratos e gorduras da alimentação. Acreditava-se que todas as gorduras eram prejudiciais para o organismo, resultando na exclusão de fontes importantes de energia. Porém, na carnívora, adotamos uma visão diferente.

A experiência carnívora valoriza a ingestão completa de alimentos de origem animal, incluindo as gorduras. Reconhecemos que as gorduras desempenham um papel essencial em uma dieta equilibrada e não devem ser temidas ou excluídas indiscriminadamente. Na verdade, as gorduras provenientes de fontes animais de qualidade são fundamentais para a nutrição do nosso corpo.

Ao optarmos pela dieta carnívora, não estamos apenas focando as proteínas, mas também as gorduras naturais encontradas nas carnes, nos ovos, nos frutos do mar e em outros alimentos de origem animal. Essas gorduras são fontes valiosas de energia, ajudam na absorção de nutrientes essenciais e fornecem benefícios para a saúde, como suporte ao sistema nervoso e controle dos níveis de açúcar no sangue.

É importante deixar claro que pessoas saudáveis não precisam incluir gordura a mais na dieta, basta comer a gordura natural já presente nas carnes.

Portanto, a diferença entre a dieta da proteína e a carnívora está na abordagem mais abrangente desta última. Enquanto a dieta da proteína foca a restrição de certos macronutrientes, a carnívora valoriza a qualidade e a variedade de alimentos de origem animal, incluindo as gorduras benéficas. Lembro que a dieta Dukan, também focada em proteínas, retira dos seus adeptos as duas fontes de energia: carboidrato e gordura, por isso fica difícil sustentá-la por muito tempo.

Na jornada carnívora, buscamos a harmonia entre os diferentes nutrientes encontrados nos alimentos de origem animal, permitindo que nosso corpo desfrute de todos os benefícios que essa abordagem pode proporcionar. Além disso, usamos a gordura como fonte de energia, auxiliando na manutenção da dieta.

Vamos falar ainda mais sobre ela e sua origem no próximo capítulo, no qual você entenderá com maior profundidade os elementos essenciais da estratégia carnívora.

ORIGEM DA DIETA CARNÍVORA

A história do carnivorismo humano remonta ao período geológico chamado Pleistoceno, ocorrido há cerca de 2,5 milhões a 11.700 anos atrás. Durante esse vasto período, muitos animais grandes, como mastodontes e mamutes, vagavam pela Terra.

Com essa abundância de presas grandes, alguns pesquisadores sugerem e oferecem evidências convincentes de que, naquela época, os seres humanos não se concentraram em comer mais nada. Tomando essas perspectivas, podemos ver o carnivorismo humano (ou onivoria especializada) como resultado de duas forças evolutivas:

1

A abundância de grandes animais durante a maior parte dos 2 milhões de anos de evolução pré-humana e humana.

2

A escassez de fontes de alimentos ricos em nutrientes nos cerca de 100 mil anos que antecederam a revolução agrícola.

Mas como tudo isso evoluiu até o momento atual? Como mudamos nossa alimentação, nosso estilo de vida, e por que é importante retornarmos ao princípio de tudo?

EVOLUÇÃO E DIETA CARNÍVORA: ENTENDA POR QUE OS HUMANOS FORAM FEITOS PARA COMER CARNE

Você já ouviu alguém dizer que se fôssemos carnívoros teríamos dentes de animais carnívoros? Esse argumento não tem embasamento, pois nossa evolução não veio apenas de primatas que comiam plantas. Na verdade, nosso sorriso mostra nossos incisivos caninos, o que é mais uma prova de que comemos carne há muito tempo.

Há ainda mais uma evidência: nosso pH estomacal é de cerca de 1,5 — quanto menor o número, mais ácido. A título de comparação, nossos ancestrais primatas tinham um pH estomacal com cerca de 4,5. Isso significa que o pH do nosso estômago se tornou mais ácido devido à nossa mudança para uma alimentação baseada principalmente em carne.

Além disso, quando comparado ao trato digestivo dos primatas, o nosso intestino delgado é mais longo, e o tamanho do cólon é menor. Quando o acesso aos alimentos de origem animal se tornou mais fácil, houve menos necessidade de alimentos vegetais, e, assim, nosso trato digestivo encolheu, porque não precisava ser tão grande.

Não sei se você sabe, mas os animais ruminantes, como a vaca, o boi e as ovelhas, possuem um sistema digestório diferente, com quatro compartimentos de estômago, que lhes permitem extrair glicose da celulose, um componente das fibras vegetais. Eles passam a maior parte do tempo ruminando e processando essas fibras para obter nutrientes.

Com os humanos é diferente. Possuímos apenas um estômago e não temos a mesma capacidade de digestão das fibras. Isso significa que a maior parte das fibras que consumimos não é completamente digerida e acaba sendo eliminada nas fezes.

Aliás, é comum vermos nas fezes uma quantidade considerável de fibra, milho, ervilhas, pedaços de alface, enquanto isso quase não acontece com as carnes, pois estas são muito bem digeridas no estômago. Essa diferença na digestão entre ruminantes e seres humanos é um fator importante a ser considerado em relação às nossas necessidades nutricionais e ao tipo de alimentação mais adequado para cada espécie.

Nosso corpo tem uma forma única de se comunicar com sua própria biologia, e essa comunicação está nos levando a reconhecer a necessidade de consumir carne, pois os benefícios que esse alimento nos traz são verdadeiramente incontáveis.

UM BREVE RESUMO SOBRE OS BENEFÍCIOS DA DIETA CARNÍVORA

Embora pré-histórica, ainda não há um número considerável de pesquisas clínicas analisando especificamente como a dieta carnívora afeta nossa saúde. Porém, a observação, as evidências e o acompanhamento de milhares de praticantes da dieta carnívora, somados ao que sabemos das dietas de alto índice de proteína (dieta cetogênica, dieta bicho e planta), sugerem que, se feita corretamente, a dieta carnívora pode oferecer vários benefícios poderosos cujos detalhes abordarei mais adiante. Antes, confira o depoimento que recebi de uma paciente:

> *O que representou a experiência carnívora na minha vida:*
>
> *C — a ser Cautelosa;*
> *A — a ser Atenta, Aplicada;*
> *R — a me sentir Radiante;*
> *N — a estar sempre Nutrida;*
> *Í — a ter Independência nas escolhas alimentares;*
> *V — a ser Vigilante;*
> *O — a me sentir Onipotente;*
> *R — a ser Responsável com minha saúde;*
> *A — a ganhar bons Anos de vida com qualidade!*
>
> Monica C. L.
> Curitiba/PR

Que incrível, não é? Agora, conheça mais os benefícios da carnívora também para a sua vida!

1. EMAGRECIMENTO

Os fatores de perda de peso da dieta carnívora incluem:

Aumento da saciedade: as calorias que você obtém de proteínas e gorduras levam mais tempo para serem absorvidas pelo corpo. Isso deixa você satisfeito por mais tempo, reduzindo a vontade de comer. Já com a ingestão de carboidratos ocorre o oposto: não há saciedade, e os hormônios da fome aumentam.

Tudo isso acontece devido a dois hormônios: a leptina e a grelina, que desempenham papéis essenciais na regulação do nosso apetite e do nosso peso corporal.

A leptina, conhecida como o "hormônio da saciedade", tem a função de enviar sinais ao cérebro para indicar que estamos satisfeitos e não precisamos comer mais. Quando os níveis de leptina estão elevados, o apetite é reduzido e o gasto energético aumenta.

Por outro lado, a grelina, conhecida como o "hormônio da fome", é produzida principalmente no estômago e estimula o apetite.

O que percebemos é que a estratégia carnívora pode ter um impacto na regulação desses hormônios. Ao consumir alimentos ricos em proteínas e gorduras de origem animal, podemos promover um au-

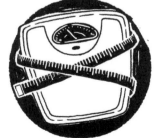

mento na produção de leptina, o que contribui para a sensação de saciedade e controle do apetite.

Além disso, as proteínas têm um efeito térmico maior do que os carboidratos, exigindo do nosso corpo mais energia para digeri-las, o que pode auxiliar na perda de peso. Segundo Shawn Baker, "o consumo de proteínas aumenta a taxa metabólica", ratificando esse efeito.

Como a dieta carnívora é naturalmente baixa em carboidratos, ela colabora para reduzir os níveis de grelina e controlar o desejo por alimentos. Ao evitar picos de açúcar no sangue e manter níveis estáveis de glicose, podemos regular a produção de grelina e evitar a sensação constante de fome.

Assim, a combinação de alimentos ricos em proteínas e gorduras saudáveis na dieta carnívora leva a uma regulação mais equilibrada dos hormônios da fome e da saciedade, ajudando-nos a controlar o apetite e alcançar um peso saudável.

Contrariando diversos estudos, Baker menciona que, com esse tipo de dieta, "muitas pessoas observam melhora na sensibilidade à insulina e a outros hormônios, além de melhorias celulares e mitocondriais", o que sugere uma influência potencial na regulação hormonal.

Oscilações hormonais reduzidas: quando seu corpo depende de carboidratos, você experimenta picos e quedas constantes nos níveis de açúcar no sangue e de insulina. Os picos de insulina levam a desequilíbrios na leptina, na grelina e no HGH, todos associados à fome, ao armazenamento de gordura e à perda de peso.

Aumento do metabolismo da gordura corporal: ao comer muitas gorduras animais enquanto corta carboidratos, você entrará em cetose, o estado metabólico em que seu corpo usa a gordura que você come e a gordura armazenada em seu corpo como combustível. E, mesmo que você não esteja em constante estado de cetose, seu corpo fica preparado para usar gordura como energia.

2. MAIOR SENSIBILIDADE À INSULINA

Tenho observado em meus pacientes que uma alimentação à base de carnes elimina a causa raiz da resistência à insulina: a ingestão de carboidratos. O mesmo efeito é retratado em *O código do diabetes*, em que o dr. Jason Fung destaca que a resistência à insulina é causada pela ingestão excessiva de carboidratos. Ele argumenta que uma dieta rica em proteínas e gorduras e pobre em carboidratos pode reduzir os níveis de insulina e, consequentemente, melhorar a resistência à insulina, resultando em perda de peso e melhorias na saúde metabólica.

É importante enfatizar, porém, que o aumento da sensibilidade à insulina ocorre apenas durante o período de perda de peso. É assim que funciona: quando você come muitos carboidratos, a maior parte deles entra na corrente sanguínea como glicose. Seu corpo secreta o hormônio insulina, responsável por mover a glicose da corrente sanguínea para as células, onde é usada como energia ou armazenada como gordura.

Quando você se alimenta com base em uma dieta ocidental padrão carregada de carboidratos e açúcar, seus níveis de insulina estão constantemente altos.

A resistência à insulina ocorre quando eventualmente suas células param de responder à insulina e o açúcar no sangue permanece cronicamente alto. Isso pode levar a uma série de problemas de saúde decorrentes de desequilíbrios hormonais e inflamação crônica.

Numerosos estudos sobre perda de peso mostram que, quando os participantes estão perdendo peso por meio de dietas *low carb* (baixas em carboidratos), como a dieta carnívora, podem melhorar a sensibilidade à insulina. O estudo "Efficacy and safety of low and very low carbohydrate diets for type 2 diabetes remission" [Eficácia e segurança de dietas com baixo e muito baixo teor de carboidratos para a remissão do diabetes tipo 2], publicado em 2021, diz o seguinte:

> Em comparação a outras dietas (geralmente com baixo teor de gorduras), as dietas com baixo teor de carboidratos ajudaram a reduzir a curto prazo (cerca de seis meses) a hemoglobina glicada (diferença média de 0,47 pontos percentuais), a glicemia de jejum (diferença média de 13,1 mg/dL) e o peso (diferença média de 3,5 kg) de pessoas com diabetes mellitus tipo 2.
>
> De acordo com estimativas de diferença mínima importante determinadas a priori, também foram observadas melhorias grandes e clinicamente importantes na perda de peso, triglicerídeos e resistência à insulina, sem eventos adversos.

Já outro estudo, feito em 2005 com crianças e adolescentes de oito a dezoito anos, mostrou que uma dieta baixa em carboidratos reduziu a resistência à insulina junto com o peso corporal e a gordura corporal:

> Portanto, o presente estudo concluiu que os resultados suportam que a dieta cetogênica pode ser uma alternativa viável para perda de peso e melhora metabólica em crianças e adolescentes.

A adaptação às dietas *low*/zero *carb* ocorre porque cerca de 20% de suas células cerebrais ainda precisam de glicose. O fígado é capaz de produzir aproximadamente 120 gramas de glicose por dia, por meio de um processo chamado gliconeogênese.[1] Essa capacidade do fígado de sintetizar glicose é fundamental para fornecer energia ao corpo, principalmente em situações em que a ingestão de carboidratos é reduzida.

É exatamente por esse motivo que os carboidratos não são considerados nutrientes essenciais. Afinal, o corpo humano é capaz de produzir glicose a partir de outras fontes, como aminoácidos provenientes das proteínas e de alguns componentes do metabolismo dos ácidos graxos.

Quando você se adapta a uma dieta sem carboidratos, o corpo aprende a antecipar que nenhum carboidrato está chegando. É quando ocorre a resistência fisiológica à insulina, para evitar que seus músculos usem um pouco de glicose do sangue. Essa glicose é priorizada para o seu cérebro, que mantém sua sensibilidade à insulina.

Nesse mesmo contexto, preciso alertar sobre o cortisol, conhecido como o hormônio do estresse. Afinal, um estímulo prolongado dele, por meio de sua versão sintética, por exemplo, pode elevar os níveis de glicose e, consequentemente, de insulina. Por fim, o efeito pode ser o ganho de peso.

O cortisol é primordial para preparar nosso corpo para uma ação, mas a questão é que estamos naturalmente prontos para aumentar os níveis desse hormônio e para lidar com o pico de glicose que vem com ele, esporadicamente. Porém,

---

1. Gliconeogênese é o processo de produção de glicose a partir de aminoácidos e glicerol, principalmente no fígado. Essa via metabólica é essencial para manter níveis adequados de glicose no sangue durante o jejum ou a baixa ingestão de carboidratos.

quando estamos constantemente expostos a ele é que o problema surge.

O estresse crônico mantém os níveis de glicose sempre altos e aumenta a liberação da insulina, prejudicando a capacidade do corpo de processá-la, causando a resistência.

Quando consumimos uma dieta carnívora, reduzimos o uso de medicamentos e melhoramos a rotina do sono, ajudando nosso corpo a se autorregular. Isso resulta em perda de peso e melhora significativa da saúde geral.

3. MELHORA DA SAÚDE INTESTINAL

Existem dois fatores principais quando tratamos sobre saúde intestinal:

- A integridade da parede do seu intestino: em um intestino saudável, esse revestimento é uma barreira apertada. Quando essa barreira é comprometida, as moléculas podem "vazar" em sua corrente sanguínea. Isso acontece devido a um processo inflamatório.

- Seu microbioma: que é um ecossistema com bilhões de microrganismos que decompõem os alimentos e levam em consideração vários neurotransmissores que influenciam seu humor e seus níveis de energia.

Uma dieta carnívora bem formulada é carregada com compostos saudáveis para o intestino, como glutamina, colágeno e ácidos graxos ômega-3, que ajudam a fortalecer e reparar o revestimento intestinal. A gordura natural das proteínas animais serve de alimento para as boas bactérias intestinais.

O termo *Leaky Gut*, ou intestino permeável, refere-se a uma condição em que a barreira intestinal se torna comprometida, permitindo que substâncias indesejadas, como toxinas e bactérias, passem para a corrente sanguínea. É importante compreender que as proteínas do leite e dos grãos são diferentes, mas em determinado momento ambas se transformam em gliadina.

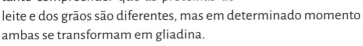

A gliadina tem a capacidade de inibir a ação da zonulina, proteína responsável pela integridade da parede intestinal. E é exatamente essa ação que desejamos evitar, pois uma parede intestinal permeável pode levar a uma série de problemas de saúde.

"Toda doença começa no intestino", disse o médico Hipócrates, figura importante na história da medicina.

O artigo "Beyond weight loss: a review of the therapeutic uses of very-low-carbohydrate (ketogenic) diets" [Além da perda de peso: uma revisão dos usos terapêuticos de dietas com muito baixo teor de carboidratos (cetogênicas)], de 2013, revisa o uso terapêutico de dietas cetogênicas além da perda de peso, destacando os efeitos positivos na resistência à insulina e no manejo de condições metabólicas.

Portanto, é recomendado evitar o consumo de proteínas de difícil digestão, como a caseína do leite e o glúten, pois, no final, elas podem acabar inibindo a zonulina e comprometendo a saúde do nosso intestino. Ao adotarmos a experiência carnívora, optamos por uma abordagem consciente ao evitar alimentos que podem desencadear a permeabilidade intestinal e prejudicar a saúde geral.

O dr. Tom O'Bryan debruçou-se em fatos comprovados cientificamente para escrever o livro *Como tratar doenças autoimunes*, onde podemos encontrar relatos de casos reais de muitas situações de sensibilidade ao glúten como um problema significativo nas doenças autoimunes, independentemente de um diagnóstico formal de doença celíaca.

Os resultados obtidos por ele confirmam que a sensibilidade alimentar, incluindo ao glúten, pode desencadear inflamações em vários tecidos do corpo, iniciando assim a cascata de sintomas que culminam em doenças autoimunes.

Além disso, ao cortar os alimentos vegetais, você remove a fibra abrasiva e fermentável e as toxinas das plantas que, assim como o glúten, podem causar irritação, inflamação e crescimento excessivo de bactérias nocivas.

Aqui quero incluir uma definição justamente sobre o espectro celíaco, que abrange uma variedade de condições relacionadas à intolerância ao glúten, uma proteína encontrada em grãos como trigo, centeio e cevada.

Estamos acostumados a ouvir falar da doença celíaca, que é a forma mais grave de intolerância ao glúten. Porém muitas pessoas podem apresentar sensibilidade ao glúten ou alergia ao trigo, que provocam sintomas semelhantes como dor abdominal, inchaço, diarreia e fadiga. Nesses casos, a eliminação do glúten da dieta é fundamental para prevenir complicações a longo prazo, como danos ao intestino delgado e deficiências nutricionais.

E não adianta trocar a farinha de trigo pela farinha de arroz ou de milho, porque essas opções também contêm lectinas inflamatórias, que são proteínas de defesa do grão. O problema intestinal será mantido, portanto o ideal é evitar todos os tipos de farinha.

Nos últimos anos, a quantidade de glúten presente no trigo foi drasticamente aumentada, resultando em pães com maior tempo de prateleira, ou seja, maior validade. Mas essa modificação genética está afetando de forma negativa algumas pessoas que têm sensibilidade a grãos específicos.

Infelizmente, muitas opções disponíveis atualmente são geneticamente modificadas, transgênicas e estéreis, o que limita nossa capacidade de plantar nossos próprios grãos e nos faz depender da compra desses produtos modificados. Acontece que nosso corpo pode não tolerar os alimentos na forma como são produzidos hoje, uma vez que nossa genética permanece inalterada há milhares de anos.

É importante identificarmos o espectro celíaco, porque as sensibilidades alimentares muitas vezes não são detectadas em exames laboratoriais. Por isso, uma boa anamnese, que envolva uma análise detalhada dos sintomas e histórico pessoal, é essencial para identificar possíveis sensibilidades a grãos e alimentos em geral.

Compreender o impacto dessas sensibilidades é fator imprescindível para tomar decisões alimentares que promovam a saúde e o bem-estar. Optar por alimentos mais naturais e menos modificados pode ser uma estratégia para minimizá-las e promover a melhora da saúde digestiva.

Nossa saúde está diretamente ligada ao que escolhemos colocar em nosso corpo, e entender essas complexidades nos permite tomar decisões alimentares mais conscientes e benéficas para o nosso bem-estar a longo prazo.

Um estudo publicado no *World Journal of Gastroenterology* em 2012 investigou como a redução de fibras afeta pessoas com constipação crônica. Contrariando a crença nutricional padrão, o estudo descobriu que os participantes que ingeriram muita fibra não relataram qualquer mudança em sua condição durante seis meses. Por outro lado, os participantes que cortaram completamente a fibra mostraram uma redução significativa nos gases, no inchaço e no esforço, além de um aumento na frequência de evacuações.

Descobriu-se que uma dieta baixa em carboidratos afeta positivamente a saúde intestinal. Os efeitos resultaram de mudanças saudáveis na microbiota intestinal que levaram à redução da inflamação. Os pesquisadores sugerem que uma dieta *low carb* pode ser usada como terapia para distúrbios autoimunes do intestino, conforme bem detalhado no livro *Como tratar doenças autoimunes*.

Um estudo publicado em 2023 revelou que:

> Nos últimos anos, surgiram vários relatos dos efeitos anti-inflamatórios e potencialmente neuroprotetores da DK [dieta cetogênica] em doenças neurológicas, como a doença de Parkinson e a doença de Alzheimer, mas também na EM [esclerose múltipla]. A literatura existente apoia a segurança e a viabilidade da DK em pacientes que vivem com EM. Em consistência com estudos pré-clínicos em modelos animais de EM, os ensaios clínicos fornecem evidências de doenças, incluindo efeitos de alívio de incapacidades, neuroprotetores e de preservação do metabolismo celular.

Ou seja, a abordagem carnívora oferece mais esse benefício. Não estamos falando apenas de emagrecimento ou estética, mas de saúde e extinção das doenças que você tem enfrentado. Não existe uma medicação que possa excluir os danos causados pela toxicidade alimentar.

4. ELIMINAÇÃO DE TOXINAS E ANTINUTRIENTES VEGETAIS

As plantas, assim como os humanos, têm dois objetivos principais: sobreviver e reproduzir. Para atingi-los, desenvolve-se um arsenal de produtos químicos, incluindo pesticidas naturais, quelantes minerais, antibióticos, juntamente com fitoestrogênios que interferem nos hormônios reprodutivos humanos.

Muitas dessas toxinas e antinutrientes vegetais estão ligados a inflamação, problemas intestinais, alergias, problemas de fertilidade e deficiências de vitaminas.

Por exemplo, o ácido fítico encontrado em muitos grãos e leguminosas pode impedir que você absorva nutrientes importantes, incluindo cálcio, zinco, magnésio, ferro e cobre, enquanto inibe as enzimas necessárias para a digestão, chamadas de antinutrientes.

Os antinutrientes são uma classe de compostos presentes em alguns alimentos que podem prejudicar a absorção adequada de nutrientes pelo organismo. Um exemplo são os fitatos, que podem interferir na absorção de minerais essenciais como ferro, zinco e cálcio. Por isso, é importante ter cuidado ao consumir alimentos ricos nessa substância, como feijões e grãos integrais, pois eles podem roubar nutrientes importantes para serem metabolizados.

Outro antinutriente que merece atenção são os oxalatos, que podem interferir na absorção de cálcio e contribuir para a formação de pedras nos rins em pessoas predispostas. Alimentos ricos em oxalatos, como espinafre, beterraba e amendoim, devem ser consumidos com moderação, especialmente por aqueles com histórico de problemas renais.

Os taninos também são antinutrientes que podem prejudicar a absorção de ferro e proteínas. Eles estão presentes em alimentos como chá, café e vinho tinto. O consumo excessivo pode interferir na absorção desses nutrientes essenciais.

Conhecer os antinutrientes presentes em certos alimentos nos ajuda a repensar nossa dieta, minimizando os impactos negativos da absorção de nutrientes essenciais.

Alimentos ricos em fitoestrogênios, como a soja, têm sido associados à diminuição da fertilidade em homens e mulheres. Pesquisadores teorizam que as plantas contêm substâncias que diminuem a fertilidade com o objetivo de reduzir a população de animais que as comem.

Uma dieta carnívora bem formulada (sem alimentos embutidos, por exemplo) elimina completamente a exposição do corpo a esses produtos químicos possivelmente nocivos, substituindo-os por superalimentos de origem animal ricos em nutrientes.

Quando abordamos os antinutrientes dos vegetais, é essencial destacar a distinção entre ferro heme e não heme, os dois principais tipos de ferro presentes nos alimentos.

O ferro heme é predominantemente encontrado em alimentos de origem animal, como vísceras, carne, peixe e aves. Por outro lado, o ferro não heme está presente em alimentos de origem vegetal como feijão, lentilha e vegetais verde-escuros. Não há, portanto, como simplesmente substituir a carne por alimentos de origem vegetal. Sua composição não é a mesma.

O ferro heme tem uma taxa de absorção mais eficiente pelo organismo em comparação ao ferro não heme. Alimentos de origem animal são, então, uma fonte essencial para aqueles que estão em risco de deficiência de ferro, como mulheres grávidas e crianças em fase de crescimento. Além de ser prontamente absorvido, o ferro heme oferece benefícios adicionais: auxilia na produção de hemoglobina e reduz o risco de doenças crônicas.

No caso de vegetarianos e veganos, a obtenção de ferro não heme pode ser mais desafiadora, porque sua absorção é menos eficiente. Para otimizar essa absorção, é recomendado o consumo de alimentos ricos em vitamina C, como frutas cítricas, pois ela auxilia na absorção do ferro não heme. Já quem segue uma dieta carnívora ou com restrição de carboidratos não precisa disso. É importante mencionar que a vitamina C e a glicose compartilham uma estrutura molecular semelhante.

Nesse contexto, o consumo excessivo de açúcar pode bloquear a absorção da vitamina C, conforme o estudo "Hyperglycemia inhibits the uptake of dehydroascorbate in tubular epithelial cell" [A hiperglicemia inibe a captação de desidroascorbato nas células epiteliais tubulares], de 2005. Mas, ao reduzirmos a ingestão de carboidratos, a necessidade de vitamina C também diminui.

A quantidade de vitamina C presente na dieta daqueles que consomem carne fresca e adequadamente preparada com regularidade pode ser suficiente para prevenir deficiências, como o escorbuto, por exemplo.

A vitamina C tem papel essencial em diversas funções do organismo, incluindo a proteção celular contra danos oxidativos, a manutenção da saúde imunológica, a formação de colágeno, a cicatrização e a absorção de ferro. Ao adotar uma estratégia carnívora, saiba que já está incorporando fontes adequadas de vitamina C ao seu cardápio.

5. MELHORA DA SAÚDE DO CORAÇÃO

Após décadas de desinformação nas teorias tradicionais, fica difícil de acreditar que uma dieta exclusivamente carnívora é benéfica para o coração, não é?

Mas a grande verdade é que os primeiros estudos datados da década de 1950 eram tendenciosos. Eram observacionais de baixa qualidade que não controlavam adequadamente variáveis como exercícios, tabagismo e outros fatores de estilo de vida que têm muito mais a ver com a saúde do coração do que a carne vermelha. Felizmente, há estudos mais recentes e transparentes.

À luz de muitas das descobertas recentes, um artigo de 2020, publicado no prestigioso *Journal of the American College of Cardiology*, concluiu que:

> [...] laticínios integrais, carnes não processadas, ovos e chocolate amargo são alimentos ricos em gorduras saturadas com uma matriz complexa que não está associada ao aumento do risco de doença cardiovascular. A totalidade das evidências disponíveis não apoia ainda mais a limitação da ingestão de tais alimentos.

Se não faz mal ao coração, como uma dieta carnívora pode ajudar o músculo mais importante do corpo humano?

Embora não tenhamos estudos analisando especificamente os efeitos de uma dieta carnívora em marcadores de saúde do coração, podemos buscar informações em estudos que analisam a dieta cetogênica (*low carb*). Uma dieta carnívora bem formulada, com proporção de gordura para proteína de 3/1, é essencialmente cetogênica.

Além disso, é perceptível a diminuição da concentração de partículas de LDL (LDL-P) e o aumento do tamanho das partículas de colesterol LDL, ao mesmo tempo que o VLDL diminui.

Você ainda pode obter um bônus de vitamina K2 para o coração ao ingerir fígado bovino. Trata-se de uma vitamina de origem animal, também conhecida como menaquinona-7 (MK7), que desempenha um papel fundamental na saúde óssea e cardiovascular.

Essa vitamina ajuda a direcionar o cálcio para os locais corretos no organismo, como ossos e dentes, evitando o acúmulo de cálcio em tecidos moles, como as artérias, o que aumentaria o risco de doenças cardíacas. Além disso, a K2 é importante na ativação de proteínas que auxiliam o sistema circulatório.

Devo ressaltar que a vitamina K2 é diferente da vitamina K1, encontrada nos vegetais. Embora ambos os tipos de vitamina K sejam importantes, a K2 é considerada mais potente e biodisponível[2] para o corpo. A gordura animal é uma das principais fontes de K2, especialmente nos animais alimentados com pasto.

A vitamina K1 é de origem vegetal, hidrossolúvel e está envolvida na coagulação sanguínea, contribuindo para a saúde do sistema circulatório. A vitamina K2 é de origem animal e lipossolúvel e ajuda na metabolização do cálcio, levando-o ao tecido duro, como os dentes e o osso. Juntamente com a vitamina D, a K2 forma o par perfeito para o metabolismo do cálcio.

Sem esse coadjuvante no processo, o cálcio fica vagando nos tecidos moles, como carótida, vesícula e rins, gerando cálculos, entupimento de artéria e catarata. Ou seja, as pessoas que não

---

2. A biodisponibilidade de um nutriente refere-se à fração do nutriente que é absorvida e se torna disponível para as funções fisiológicas do corpo humano após ingestão através da dieta. (N. E.)

comem carne, não tomam sol e não têm as vitaminas lipossolúveis não têm cálcio nos lugares que realmente precisam.

Hoje, muitas pessoas podem apresentar deficiência dessa vitamina, devido à diminuição do consumo de alimentos de origem animal na dieta moderna e ao processamento de alimentos que pode levar à perda de nutrientes.

Ao incorporar a K2 na sua alimentação por meio da experiência carnívora, saiba que está investindo na saúde dos seus ossos, do seu coração e do seu sistema circulatório.

Está percebendo que os benefícios são realmente grandes, não é?

Mas ainda não terminamos.

6. REDUÇÃO DE INFLAMAÇÕES

Assim como em outras dietas com baixo teor de carboidratos, um dos principais benefícios da dieta carnívora é seu potencial para reduzir significativamente os níveis de inflamação sistêmica. Esses benefícios se devem a fatores como remoção das toxinas irritantes das plantas e aumento da ingestão de ácidos graxos ômega-3, anti-inflamatórios. Além disso, alguns de meus pacientes têm redução nos níveis de insulina e a saúde intestinal melhorada.

Inúmeros estudos provam que dietas com pouco carboidrato (como a dieta carnívora) têm a capacidade de diminuir as inflamações, e um deles foi citado no livro *O código da obesidade*:

> Um estudo de dez anos em Oahu, Havaí, encontrou um efeito protetor da gordura saturada contra o risco de acidente vascular cerebral [...]. Aqueles que comiam a gordura mais saturada

tiveram menos acidentes vasculares cerebrais, mas as gorduras poli-insaturadas (óleos vegetais) não eram benéficas. As gorduras monoinsaturadas (azeite) também se mostraram como protetoras contra acidentes vasculares cerebrais, um resultado consistente ao longo das décadas.

Ou seja, na experiência carnívora você consegue justamente reduzir o que faz mal e aumentar o que melhora sua saúde. Tudo com base em evidências científicas.

Comer gordura animal não engorda, ao contrário, evita o aumento de peso, reduz níveis de insulina e glicose e ainda protege contra doenças crônicas. Shawn Baker menciona vários compostos benéficos encontrados exclusivamente ou quase exclusivamente em produtos de origem animal, incluindo carnitina, carnosina, creatina, taurina e vitaminas B12, D3 e K2. Esses compostos têm demonstrado benefícios significativos para a saúde, como a prevenção da glicação, a eliminação de radicais livres, a melhora da função cognitiva, o controle glicêmico, a redução da ansiedade, entre outros.

7. AUMENTO DA TESTOSTERONA E DA LIBIDO

A dieta e o estilo de vida ocidental padrão podem reduzir drasticamente o índice de testosterona e libido. Muito açúcar e óleos vegetais, combinados com baixos níveis de atividade e gordura corporal extra, criam um ciclo vicioso que esgota a testosterona, diminuindo a força, a energia e a libido.

A testosterona e a libido são beneficiadas na dieta carnívora graças à abundância de nutrientes como colesterol (lembre que colesterol é de origem animal, e não vegetal), proteína, carnosina, carnitina, vitamina K e D encontrados em altos níveis na carne.

Todos esses compostos são essenciais para produzir e manter níveis saudáveis de testosterona.

Eu sei que você não está acostumado a ouvir isso, mas saiba que colesterol é bom e precursor dos hormônios. Ele é utilizado pelo nosso organismo para produzir hormônios esteroides, como os sexuais (estrógeno, progesterona e testosterona) e os hormônios do córtex adrenal (como o cortisol). Todos eles desempenham papéis vitais em nosso corpo, regulando o crescimento, a reprodução, o metabolismo, o equilíbrio de fluidos e muitas outras funções. Sem o nível de colesterol adequado, nossas células não seriam capazes de se formar e funcionar adequadamente, por exemplo.

A visão negativa do colesterol, que o rotula como um potencial inimigo da saúde pública, foi estabelecida resultando de um protocolo médico que associa altos níveis de colesterol a um tratamento medicamentoso. Apesar da existência de estudos científicos corroborando essa ideia, os especialistas em nutrição Jonny Bowden e Stephen Sinatra afirmam em *O mito do colesterol*:

> O colesterol desempenha um papel relativamente menor nas doenças cardíacas e não é um bom previsor de infartos. Mais da metade das pessoas hospitalizadas por infartos apresenta níveis de colesterol perfeitamente normais.

O estudo dos autores comprova que a teoria amplamente aceita de que gorduras e colesterol são causadores de doenças possui inúmeras provas contrárias e precisa ser revista com urgência.

O colesterol é, na verdade, uma substância essencial para o perfeito funcionamento do organismo, presente em inúmeros processos vitais.

8. MAIOR CLAREZA MENTAL

A inflamação sistêmica afeta um sistema complexo de neurotransmissores que circulam do microbioma do intestino para o cérebro.

O nevoeiro cerebral resultante de uma alimentação ruim e a diminuição da capacidade cognitiva podem contribuir para a depressão, a ansiedade e muitos outros fatores que prejudicam a saúde mental.

Uma dieta carnívora promove clareza mental, melhorando a saúde intestinal ao eliminar alimentos inflamatórios, como açúcar, óleos de sementes, corantes, farináceos, conservantes e realçadores de sabor.

Além disso, uma dieta carnívora bem formulada, completa com carnes de órgãos, é carregada de nutrientes que estimulam o cérebro, como:

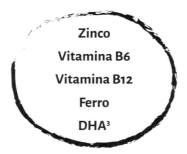

Zinco
Vitamina B6
Vitamina B12
Ferro
DHA[3]

3. A principal fonte alimentar de n-3 LCPUFA é peixe/frutos do mar (66%), seguida por carne/aves/caça (29%) e ovos (5%), segundo estudo publicado em 2015.

Tal como acontece na dieta chamada bicho e planta, os efeitos de aumento do cérebro e a clareza mental de uma dieta carnívora podem se manifestar rapidamente. Mas em algumas pessoas a adaptação à dieta carnívora pode causar um período temporário de confusão mental e de baixa energia.

Felizmente esses efeitos colaterais causados pelo baixo teor de carboidratos são temporários. Períodos de adaptação acontecem em qualquer estratégia alimentar. Mas, com base nos princípios da dieta carnívora, há passos fáceis que você pode dar para reduzir o tempo e a gravidade desses efeitos, como beber mais água e adicionar mais sal integral à sua dieta.

O processo de abstinência acontece porque você muda a fonte de energia: de um consumidor assíduo de glicose, passa a ser um consumidor de gordura. Mas, como tenho evidenciado, esse curto período de adaptação valerá a pena, principalmente a longo prazo.

Uma dieta carnívora também pode oferecer os mesmos efeitos neuroprotetores de uma dieta cetogênica padrão, protegendo o organismo contra doenças neurodegenerativas, como Alzheimer e Parkinson. Já temos estudos que relacionam doenças neurodegenerativas como decorrentes de diabetes mellitus 3; "Neurotoxicidade: declínio e neurodegeneração no cérebro diabético", publicado em 2022, é um deles.

A diabetes tipo 2 é uma condição crônica em que o corpo não consegue usar adequadamente a insulina produzida, resultando em níveis elevados de açúcar no sangue. Já diabetes tipo 3 é um termo que tem sido usado para descrever a relação entre a doença

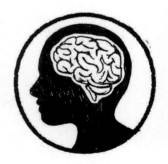

de Alzheimer e a resistência à insulina no cérebro. Ambas as condições são de extrema importância e serão abordadas em detalhes no meu próximo livro. Explorarei causas, sintomas, tratamentos e estratégias para prevenir e gerenciar essas formas de diabetes.

Por enquanto, fica o alerta. E saiba que manter uma alimentação carnívora ajudará você a se proteger contra essas doenças que têm atingido cada vez mais pessoas.

Todos os benefícios que cito aqui estão ligados ao impacto da retomada de uma alimentação alinhada com a forma como o nosso metabolismo evoluiu ao longo das eras. Em uma dieta carnívora:

- removemos alimentos processados, embalados, com aditivos inflamatórios, como gomas, corantes, conservantes e gorduras trans;
- excluímos grãos, legumes e amidos;
- reduzimos o excesso de fibra;
- sentimos os efeitos da remoção dos ácidos graxos poli--insaturados inflamatórios dos óleos de sementes (como o ômega-6), substituindo-os por gorduras monoinsaturadas e saturadas saudáveis;
- aumentamos a ingestão de superalimentos densos em nutrientes, como fígado, ovas de peixe e outras carnes de órgãos.

A seguir, confira o depoimento de uma paciente sobre os benefícios experimentados por ela na prática. Ela era vegetariana e mudou sua dieta para a carnívora:

Tenho 48 anos e há três anos decidi iniciar a dieta carnívora após ter sido vegetariana por uma década. Durante esse período, descobri alguns tumores no meu rim direito e comecei a fazer acompanhamento médico a cada três meses para monitorar a evolução e determinar se eram malignos ou não.

Foi nesse momento que conheci a dra. Fabiane, que logo na primeira consulta me convenceu sobre os benefícios da dieta carnívora. Ela explicou como a inflamação causada pela ingestão de carboidratos poderia prejudicar e agravar o crescimento dos tumores, uma vez que eles se alimentam de açúcar (e os carboidratos se transformam em açúcar).

No início, enfrentei algumas dificuldades para me readaptar ao consumo de carne. Inclusive, precisei passar por um tratamento dentário devido às mudanças que ocorreram na estrutura dos meus dentes por conta da alimentação vegetariana. No entanto, essas dificuldades duraram apenas os primeiros três meses.

Após esse período, só experimentei bênçãos. Os tumores estabilizaram em tamanho, e não houve progressão. Minha saúde como um todo melhorou, e, como resultado, também reduzi medidas. Passei do manequim 44 para o 36, do GG para o P. Agora posso vestir qualquer roupa e me sentir bem. Minha cintura ficou mais fina, e a barriga diminuiu.

Outra mudança notável foi o desaparecimento das espinhas no meu rosto. Minha disposição para os treinos de corrida também aumentou. Nunca mais sofri lesões, e o detalhe é que não faço uso de suplementos. Anteriormente eu tomava de tudo (glutamina, whey, isotônicos, géis, entre outros). Hoje, meu suplemento é simplesmente ovo e carne!

Enfim, a dieta carnívora só me trouxe benefícios, e o mais importante deles foi me manter longe de uma doença. Sou imen-

samente grata a Deus por ter colocado a dra. Fabiane na minha vida. Como ela mesma diz: "Serei sua última nutricionista".

Agradeço à dra. Fabiane por tudo! Que Deus a abençoe grandemente!

Adriana C.
Curitiba/PR

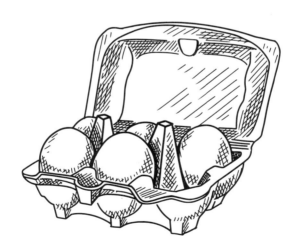

MUDANÇA NO COMPORTAMENTO HUMANO: COMO A AGRICULTURA PREJUDICOU A NOSSA SAÚDE

O maior erro da raça humana foi ter mudado o comportamento de nômades-caçadores para fazendeiros. As evidências nos mostram que há muitos anos, quando a agricultura foi iniciada, a saúde humana começou a piorar. A evolução tecnológica ao longo dos séculos nos levou a viver mais, porém com a saúde pior, devido a uma alimentação baseada em grãos cultiváveis.

O estudo "Prevalence of Optimal Metabolic Health in American Adults: National Health and Nutrition Examination Survey 2009–2016" [Prevalência de saúde metabólica ideal em adultos norte-americanos: Pesquisa Nacional de Exame de Saúde e Nutrição 2009-2016], de 2024, mostra que mais de 88% das pessoas de países ocidentais apresentam alguma disfunção metabólica. Essa pesquisa analisou dados de 8.721 pessoas nos Estados Unidos entre 2009 e 2016, medindo cinco fatores principais: glicose no sangue, triglicerídeos, colesterol HDL, pressão arterial e circunferência da cintura, sem a necessidade de medicação. Os resultados indicam que a saúde metabólica é alarmantemente baixa, mesmo entre pessoas de peso normal.

Além disso, as taxas de problemas de saúde mental têm aumentado consideravelmente. Por exemplo, um estudo de 2024 da agência Health Resources and Services Administration (HRSA), publicado na revista *JAMA Pediatrics*, indica que o número de crianças diagnosticadas com ansiedade aumentou 29%, e com depressão elevou-se 27% entre 2016 e 2020. Além disso, a organização Mental Health America relatou que a proporção de jovens que experimentaram episódios depressivos maiores aumentou de 8% em 2009 para 16% em 2019, e as visitas ao pronto-socorro relacionadas à automutilação aumentaram 329% entre 2007 e 2016.

O PERIGO DO AGROTÓXICO GLIFOSATO

Alego aqui que retirar grãos e legumes da dieta traz benefícios, um deles relacionado ao glifosato, um agrotóxico amplamente utilizado na agricultura, especialmente em plantações de soja, milho, algodão e outras culturas.

Ele é conhecido por ser um herbicida altamente eficaz para matar as plantas daninhas rapidamente. No entanto, o que muitas pessoas não sabem é que o glifosato é também altamente tóxico para seres humanos e animais.

Estudos recentes mostraram que o glifosato pode causar uma série de problemas de saúde, incluindo doenças crônicas como câncer, problemas de desenvolvimento fetal e distúrbios neurológicos. Além disso, o glifosato é um disruptor endócrino, o que significa que pode interferir no equilíbrio hormonal do corpo.

O principal problema com o glifosato é que ele é muito difícil de ser removido do meio ambiente e pode permanecer no solo por anos. Isso significa que as plantas que são cultivadas nesse solo também podem ser contaminadas, assim como os animais que se alimentam delas.

Os resíduos de glifosato podem alcançar a água subterrânea e as fontes de água potável, contaminando o abastecimento de água de milhões de pessoas. Estima-se que o glifosato seja o herbicida mais usado no mundo, com mais de 3 bilhões de quilos sendo aplicados anualmente.

A exposição a esse herbicida pode ocorrer de várias maneiras, incluindo através do contato com a pele ou da inalação da poeira de plantações onde o herbicida foi aplicado. As pessoas que vivem perto dessas plantações também podem estar em risco, pois podem estar expostas aos resíduos de glifosato presentes no ar e na água.

Como consumidores, podemos tomar medidas para limitar nossa exposição ao glifosato, escolhendo alimentos orgânicos e evitando o uso de herbicidas e pesticidas em nossos próprios jardins e quintais.

A questão é: se eu consumo esses alimentos, estou ingerindo glifosato pensando que estou sendo saudável, enquanto o que ocorre é justamente o contrário.

Mas não é apenas nesse engano que estão fazendo você acreditar. Há ainda os mitos sobre o colesterol, os carboidratos e os açúcares, sobre os quais tratarei a partir de agora.

OS BENEFÍCIOS DA DIETA CARNÍVORA ESTÃO LIGADOS AO IMPACTO DA RETOMADA DE UMA ALIMENTAÇÃO ALINHADA COM A FORMA COMO O NOSSO METABOLISMO EVOLUIU AO LONGO DAS ERAS.

O COLESTEROL É ESSENCIAL
PARA A SAÚDE DO CORPO,
E A FALTA DELE PODE
SER PREJUDICIAL.

O QUE DIZER DO COLESTEROL?

O colesterol tem sido injustamente acusado há décadas de ser o vilão da saúde cardiovascular, mas a verdade é que ele é o mocinho dessa história. Essencial para a saúde do corpo, sua falta pode ser prejudicial. A verdadeira questão é como o colesterol é metabolizado pelo corpo.

Muitas pessoas acreditam que o colesterol LDL é o culpado pelo entupimento das artérias, mas, na realidade, a resistência à insulina é o verdadeiro vilão. Quando o corpo é resistente à insulina, as paredes arteriais se tornam grudentas, e isso permite que o LDL seja incorporado à parede e, posteriormente, oxidado, levando ao entupimento arterial. Em *O mito do colesterol*, consta:

> A insulina ocupa uma posição central em um número significativo de doenças da civilização. Ao controlar a insulina, você reduz o risco não apenas de doenças cardíacas, mas também de hipertensão, diabetes, síndrome do ovário policístico, doenças inflamatórias e, possivelmente, câncer.

Se você é resistente à insulina, ter o colesterol alto pode aumentar o risco de formação de placas arteriais. Por outro lado, se você é sensível à insulina, o colesterol não é um problema e pode até ser um protetor para a saúde cardiovascular. Segundo os autores do livro *O mito do colesterol*, o açúcar contribui mais para o aparecimento de doenças cardíacas do que as gorduras, afinal ele leva à inflamação das paredes intestinais. "O consumo exagerado de açúcar eleva os níveis de insulina, que aumenta a pressão arterial e, por conseguinte, o colesterol", afirmam.

Os estudos têm mostrado cada vez mais que não há relação entre gorduras e doenças coronarianas, conforme detalhado no livro citado. Ou seja, a alta ingestão desse alimento não é prejudicial à saúde. Apesar disso, a difusão das informações ao longo das décadas falava justamente o contrário, sem nenhuma evidência científica. Jason Fung cita Walter Willet em *O código da obesidade* para afirmar que:

> Dietas ricas em gorduras não são responsáveis pela alta prevalência de excesso de gordura corporal nos países ocidentais; as reduções na porcentagem energética da gordura não trarão benefícios consideráveis e poderão agravar ainda mais esse problema. A ênfase na redução da gordura total tem sido uma distração séria nos esforços para controlar a obesidade e melhorar a saúde em geral.

Então, não caia no mito do colesterol. Não se trata de reduzir o colesterol a todo custo, mas sim de manter um estilo de vida saudável, com alimentação adequada e prática de atividades físicas regulares para melhorar a sensibilidade à insulina e proteger a saúde cardiovascular.

O aumento do colesterol se dá pelo consumo de carboidratos, que é o assunto do próximo capítulo.

E O CARBOIDRATO?

Com o aumento das taxas de obesidade e de doenças crônicas, é hora de questionarmos nossos hábitos alimentares. Afinal, como chegamos a esse ponto?

Uma das principais respostas pode estar na forma como substituímos a carne e a gordura animal da nossa dieta por farinhas e açúcares em quantidades absurdas.

Nos últimos anos, reduzimos nossa ingestão de carne em cerca de 20% e, agravando a situação, consumimos cerca de quinhentas calorias extras por dia. E qual é a fonte dessas calorias extras? Os carboidratos refinados.

O problema é que ao consumir grandes quantidades de carboidratos refinados, como açúcar e farináceos, nosso corpo tem dificuldade para controlar os níveis de açúcar no sangue. Isso pode levar a uma série de problemas de saúde, como diabetes, doenças cardíacas e obesidade.

Além disso, esses alimentos refinados não possuem os nutrientes essenciais que nosso corpo precisa para funcionar adequadamente. Em vez disso, eles são carregados com calorias vazias que nos deixam com fome logo após comê-los, porque aumentam a insulina.

**Carboidratos até podem ser
incluídos na dieta.
Porém, não são essenciais à
saúde e ao bem-estar.**

Muitas pessoas acreditam que consumir carboidratos é essencial para a sobrevivência, quando na verdade nosso corpo pode funcionar perfeitamente sem eles.

Apesar de fornecerem energia rápida e serem uma fonte importante de combustível para o corpo, eles não são essenciais para a nossa saúde. Podemos obter energia de outras fontes, como das proteínas e das gorduras, através da gliconeogênese.

Se você ainda não sabe, preciso alertar que muitos alimentos ricos em carboidratos também são altos em açúcar e amido, o que pode levar a problemas de saúde como a obesidade e a diabetes. Por isso, reduzir a ingestão de carboidratos pode ser benéfico para controlar essas condições e promover uma saúde melhor.

Para ilustrar, costumo usar a analogia de dar uma amarula para um alcoólatra. Claro que a amarula em si não causou a condição de alcoolismo, mas, uma vez que a doença já está instalada, consumir amarula pode ser um gatilho para beber mais e mais. O mesmo acontece com quem tem resistência à insulina. Ninguém fica diabético comendo arroz, banana e feijão. Porém, quando a diabetes está instalada, esses alimentos podem ser gatilhos para aumentar mais a insulina e a vontade de ingerir doce.

É hora de reavaliar nossas escolhas alimentares e começar a escolher alimentos verdadeiramente saudáveis e benéficos para nossa saúde integral.

Lembre-se: a escolha que você faz hoje pode afetar sua saúde e seu bem-estar por muitos anos.

Para compreender ainda mais a importância de escolher bem, veja como os carboidratos podem estar aprisionando seu corpo em doenças e ainda deixando você viciado, tornando mais difícil romper esse ciclo.

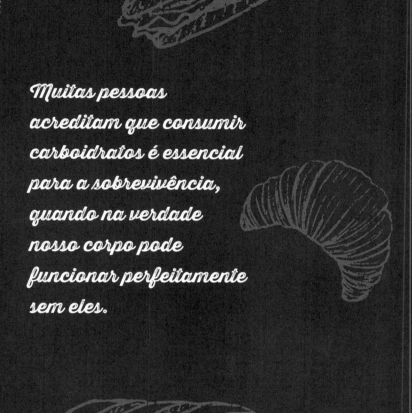

Muitas pessoas acreditam que consumir carboidratos é essencial para a sobrevivência, quando na verdade nosso corpo pode funcionar perfeitamente sem eles.

DESARRANJO METABÓLICO: COMO CARBOIDRATOS DEIXAM VOCÊ PRESO EM UM CICLO VICIOSO DE FOME E GANHO DE GORDURA

Quando nos entregamos a uma refeição carregada de carboidratos, criamos um verdadeiro pânico metabólico em nosso corpo. O pâncreas é forçado a despejar insulina para normalizar o nível de açúcar no sangue, o que interrompe a queima de gordura imediatamente e nos leva a sentir um forte desejo por mais açúcar.

Esse ciclo vicioso nos deixa presos em uma espiral de compulsão, desejos e vícios que interrompem a sinalização hormonal e nos impedem de extrair a energia abundante armazenada em nossas células adiposas.

Além disso, o consumo exagerado de carboidratos causa estragos na nossa saúde, afetando negativamente os hormônios metabólicos. Isso prejudica o equilíbrio celular da água e danifica a visão, os rins e os nervos.

Obesidade, doenças cardiovasculares, câncer e demência estão se tornando cada vez mais comuns em decorrência do crescente consumo de carboidratos, e precisamos ficar atentos para evitar esses males. Portanto, sair com fome de casa pode ser desafiador, afinal em qualquer lugar é possível encontrar alimentos ricos em carboidratos e açúcar.

O PROBLEMA COM OS CARBOIDRATOS É QUE ELES SÃO TÃO VICIANTES QUANTO DROGAS PERIGOSAS

Os carboidratos são um grande problema, pois eles são extremamente viciantes. Se você duvida disso, tente desistir deles por um mês e veja os sinais que receberá do seu corpo e da sua mente. Primeiro, sentirá a negação, depois, terá desejos incontroláveis, sintomas de abstinência e sinais de dependência física.

O efeito dos açúcares no cérebro é impressionante. Eles causam alterações neuroquímicas no cérebro semelhantes a outras drogas viciantes, ativando as mesmas regiões de prazer que a cocaína. Além disso, desenvolvemos tolerância ao ciclo de recompensa do açúcar, o que nos leva a precisar de cada vez mais para continuar obtendo prazer.

O açúcar ativa o neurotransmissor dopamina, que impulsiona o centro de recompensa no cérebro. Mas a dopamina também desregula seu próprio receptor, o que significa que precisamos de mais açúcar para gerar mais dopamina e continuar a obter prazer. Essa é a tolerância, e, quanto mais tolerância desenvolvemos, mais viciados nos tornamos.

Portanto, é crucial ficarmos atentos aos carboidratos e evitarmos nos tornar vítimas desse vício.

Todo tipo de açúcar utilizado na sua dieta

vai provocar malefícios ao seu corpo e à sua saúde.

AÇÚCAR: UM DOCE VENENO QUE PODE ESTAR EM QUASE TUDO O QUE COMEMOS

Mas será que ele é realmente tóxico? A resposta é sim! A toxicidade pode ser aguda ou crônica, e o açúcar pode causar danos crônicos no corpo humano, levando a doenças metabólicas como as cardiopatias, o câncer e a demência, sendo também estudada na literatura das doenças autoimunes.

Embora não seja comum morrer devido a uma compulsão por açúcar, a ingestão crônica dele pode ser tão perigosa quanto fumar. Na verdade, o impacto da exposição crônica ao açúcar é provavelmente mais significativo do que ao tabaco, pois as principais causas de morte estão relacionadas às doenças metabólicas.

E qual seria a dose tolerável de açúcar? Não há uma resposta fácil para essa pergunta, já que a genética, o exercício e outros aspectos da dieta desempenham um papel importante. Imagine se o tabaco fosse adicionado a 75% dos nossos alimentos? Porque é exatamente isso que acontece com o açúcar. E esse é um dado alarmante.

Algumas pessoas podem ficar metabolicamente perturbadas com doses modestas de açúcar, enquanto outras podem evitar efeitos adversos com a mesma quantidade. Por esse prisma, considerando seus efeitos nocivos à saúde a longo prazo, o que

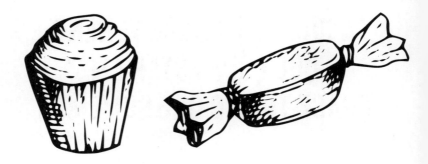

faríamos? Será que finalmente reconheceremos seu potencial tóxico e o trataremos como tal?

Não podemos esquecer que todos os carboidratos são decompostos em açúcar pelo corpo, o que significa que a toxicidade não está restrita apenas ao açúcar, mas também se estende aos carboidratos, especialmente os simples, que são digeridos de forma mais rápida.

Antes de continuarmos, deixo um alerta: uma simples banana pode ser um gatilho nesse processo. Como? Por conta da frutose, um açúcar encontrado naturalmente nas frutas.

Por conter baixo índice glicêmico, acreditava-se que era um açúcar benigno, digamos assim. Porém os estudos mostram que a frutose é igualmente ruim para a nossa saúde. A glicose, por exemplo, pode ser usada como fonte de energia por quase todas as células do nosso corpo, o que não acontece com a frutose. Apenas o fígado consegue metabolizá-la.

O corpo pode lidar com o excesso de glicose de diferentes maneiras, mas não com o excesso de frutose, pois o órgão responsável não suporta esse excesso e acaba transformando-a em gordura no fígado. Depois de décadas de estudos científicos, descobriu-se, portanto, que o excesso de frutose no corpo leva a resistência à insulina, à esteatose hepática e à elevação nos níveis de ácido úrico, levando à alta da pressão arterial. É importante informar que o açúcar aumenta a pressão. Esse assunto para será abordado com mais detalhes em meu próximo livro. Por enquanto, considere a observação feita por Bowden e Sinatra:

> As pesquisas do Wake Forest Baptist Medical Center [Centro Médico Batista de Wake Forest] demonstram que a resistência à insulina está diretamente ligada à pressão arterial alta.

Ou seja, todo tipo de açúcar utilizado na sua dieta vai provocar malefícios ao seu corpo e à sua saúde.

Está mais do que na hora de repensar a nossa dieta e tomar medidas para evitar a toxicidade crônica do açúcar em nossa vida.

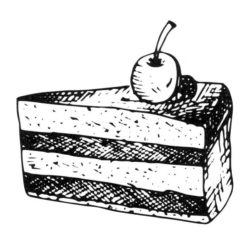

ESCOLHAS FÁCEIS, VIDA DIFÍCIL.
ESCOLHAS DIFÍCEIS, VIDA FÁCIL.

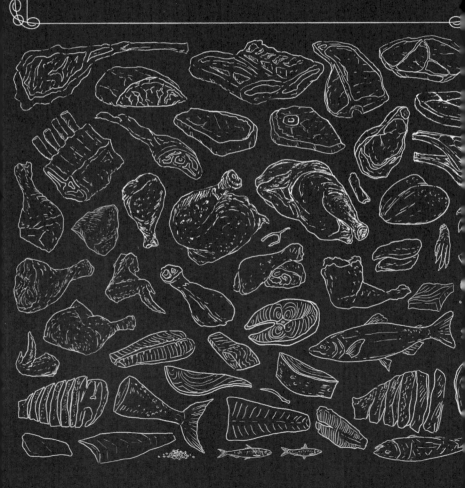

SE ESSES ALIMENTOS NÃO SÃO BONS, QUAIS SÃO?

Minha proposta é que você faça uma experiência carnívora, coma comida de qualidade, de verdade, e veja na sua vida e no seu corpo os benefícios claros de uma dieta limpa.

Escolhas fáceis, vida difícil.
Escolhas difíceis, vida fácil.

O QUE É PERMITIDO COMER NA DIETA CARNÍVORA?

Dentro dessa abordagem você pode se alimentar de:

☞ **CARNES:**
sua principal fonte de energia deve vir de cortes de carne, gado preferencialmente alimentado com capim, como filés, carne moída, chuleta, bacon, costeletas de porco, por exemplo. Porém, eu sempre digo aos meus pacientes que comam o que for mais viável, desde que mantenha a alimentação de origem animal.

Como você está restringindo os carboidratos, as carnes com maior teor de gordura são ótimas para que seu corpo possa usar essas gorduras como fonte de energia.

Não precisa exagerar nem incluir gorduras extras, basta consumir a gordura já presente nos alimentos. Esse é o cenário ideal.

👉 PEIXES:

assim como a carne, procure o peixe mais gordo que puder comprar. Corvina, linguado, tainha e sardinha são alguns dos peixes permitidos. Prefira peixes selvagens do mar em vez dos criados em cativeiro.

O peixe é uma excelente fonte de ácidos graxos ômega-3 e uma proteína de alta qualidade. Também é rico em vitaminas B12 e D, bem como em minerais como o selênio e o zinco. Estudos mostraram que o consumo de peixe pode ajudar a prevenir doenças cardíacas, diminuir a pressão arterial e melhorar a função cerebral.

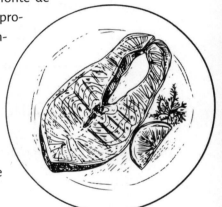

👉 FRANGO:

uma das opções mais populares é o frango, que é uma fonte rica em proteínas, vitaminas B e selênio. Ele é conhecido por ajudar na recuperação muscular, e é uma opção versátil que pode ser preparada de várias maneiras. Além disso, o frango é uma opção mais acessível em comparação com a carne bovina.

Aqui, quero reforçar algo que sempre digo aos meus pacientes: o bom não pode ser inimigo do ótimo. O ideal seria consumir carnes de animais criados soltos, mas escolha o que for possível e mais viável para você.

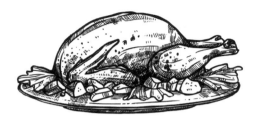

☞ **OVOS:**
também conhecidos como multivitamínicos da natureza, os ovos oferecem a proporção ideal de proteínas, gorduras e nutrientes essenciais para manter o seu corpo com o melhor desempenho na dieta carnívora, como a colina, uma vitamina B que é importante para a saúde do cérebro. São também uma fonte rica em vitaminas A, E e K2, além de minerais como o ferro e o zinco. Nos ovos encontramos ainda importantes antioxidantes que nos ajudam a proteger os olhos de problemas como a catarata.

O mais incrível sobre os ovos é que podemos consumi-los de diferentes maneiras: mexidos, cozidos, fritos, com a gema mole ou dura, *poché*. São gostosos, saudáveis, integrais, não processados e completos.

O ovo é ainda uma excelente fonte de colina, nutriente essencial e altamente importante para o nosso organismo. A colina é um composto que desempenha diversos papéis vitais em nosso corpo, sendo fundamental para a saúde cerebral, para a função hepática adequada e para a formação das membranas celulares. Além disso, a colina é precursora da acetilcolina, um neurotransmissor crucial para a comunicação entre os neurônios e o funcionamento do sistema nervoso.

☞ SUÍNO:

a carne suína também pode ser incluída na dieta carnívora e é uma fonte rica em proteínas, vitaminas B e minerais como o ferro e o zinco. Alguns cortes de carne suína, como o lombo e a costeleta, são relativamente magros e são opções saudáveis para aqueles que estão seguindo a dieta carnívora.

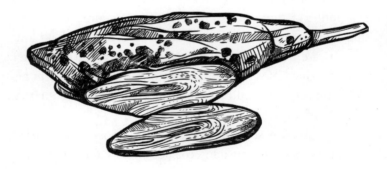

☞ OSSOS:

o caldo de osso é recomendado para carnívoros e é uma ótima fonte de proteína que ajuda na saúde do intestino, da pele e das articulações. É um excelente polivitamínico para todos e uma ótima opção para incluir na alimentação de crianças e idosos.

👉 LATICÍNIOS:

leite, manteiga e queijo envelhecido são tecnicamente permitidos, pois vêm de um animal, mas muitos carnívoros tentam manter a ingestão de laticínios no mínimo, pois uma grande porcentagem da população acaba desenvolvendo intolerância, por causa da caseína.

👉 BANHA, GORDURA E OUTRAS GORDURAS DE ORIGEM ANIMAL:

use banha e a própria gordura da carne para cozinhar seus alimentos em vez de óleo vegetal.

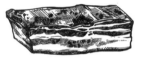

👉 TEMPEROS E CONDIMENTOS:

sal integral, pimenta, ervas (entre outros) são permitidos na dieta carnívora. Atenha-se a ingredientes simples que não contenham açúcar nem carboidratos. Porque até mesmo temperos podem conter amido, glúten e glutamato.

👉 CAFÉ:

as pesquisas já evidenciaram que o café (sem açúcar nem adoçantes) é uma excelente fonte de antioxidantes e de outras vitaminas. Ele inclusive auxilia na proteção contra diabetes tipo 2, Alzheimer, Parkinson, cirrose hepática e câncer de fígado.

☞ CHÁS:

todos os chás podem ser apreciados, desde que não industrializados nem adoçados de nenhuma forma. Há diversos benefícios em seu consumo e podem ser servidos quentes ou frios.

☞ ÁGUA:

Água com ou sem gás e sem açúcar é sempre a melhor bebida.

Embora a carne bovina seja frequentemente associada à dieta carnívora, é importante lembrar que existem muitas outras opções de alimentos de origem animal que podem ser incorporados à dieta para alcançar uma nutrição completa.

Por exemplo, caso queira consumir uma sobremesa, opte pelo chocolate amargo, com o máximo de porcentagem de cacau possível e até no máximo três ingredientes, pois acima disso teremos aditivos não interessantes na sua composição.

Além disso, é importante escolher alimentos orgânicos e alimentados com pasto sempre que possível, a fim de evitar a exposição a agrotóxicos e outras toxinas encontradas em alimentos convencionais. Ao seguir uma abordagem carnívora, é possível alcançar uma nutrição completa e desfrutar de muitos benefícios para a saúde.

Apenas saiba que, nesse quesito, o ideal é adotar o bom que funciona, e não esperar apenas a circunstância perfeita.

Mas o que exatamente não devemos consumir para garantir todos os benefícios e evitar tudo o que pode nos prejudicar?

Listei tudo para facilitar a sua jornada. Vamos lá!

ALIMENTOS QUE DEVEM SER EVITADOS NA DIETA CARNÍVORA

Antes de entender quais alimentos você deve retirar durante a experiência carnívora, leia a seguir as mudanças sentidas por uma das minhas pacientes.

Conheci a dra. Fabiane Silvério através das redes sociais no ano de 2020. Estava acima do peso e tinha dores nas articulações. Acompanhando suas lives e conteúdo, decidi fazer uma consulta e participar da experiência carnívora durante dez dias, me alimentando de carne e ovos.

Após esse período, percebi muitas mudanças, tais como: quando ingeria leite ou comia derivados de leite, minha barriga estufava, formando muitos gases. Eu era muito ressecada, e com a carnívora minhas fezes ficaram pastosas. Agora evacuo sem dores, sem sofrimento.

Aprendi a fazer jejum e me alimentar duas vezes ao dia, sem passar fome. Nesses dez dias, retirei completamente o açúcar. Percebi que, quando como algum alimento contendo açúcar, imediatamente passo mal e tenho diarreia.

Pude perceber claramente o que me faz mal, e os alimentos aos quais sou intolerante. Segui a indicação da doutora sobre a importância de fazer reposição hormonal. Procurei um ortomolecular, fiz reposição de testosterona e a incontinência urinária desapareceu. Sem contar no Hashimoto, que conseguimos zerar meus níveis de Anti-TPO.

A dieta carnívora é deliciosa e muito prática. Emagreci muito, minha insulina, que era alta, baixou bastante e as dores nas articulações desapareceram completamente. A dieta carnívora mudou minha vida!

Zenaide M. J. V.
Coronel Sapucaia/MS

Com isso em mente, veja tudo que deve ser retirado da sua alimentação durante a carnívora:

☞ FRUTAS:
todas devem ser evitadas.

☞ VEGETAIS:
todos, incluindo caldos de vegetais e quaisquer condimentos com vegetais.

☞ LATICÍNIOS COM ALTO TEOR DE LACTOSE:
evite queijos cremosos e iogurte.

☞ AÇÚCARES:
os açúcares em geral estão fora. Inclusive os naturais, como frutose. O mel também não é uma opção; apesar de ser de origem animal, trata-se de açúcar.

☞ ADITIVOS:
alimentos processados que incluem nitratos, nitritos, conservantes, corantes e quaisquer outros aditivos normalmente encontrados em alimentos congelados e enlatados.

☞ CARNE DE BAIXA QUALIDADE:
mesmo que a dieta carnívora seja baseada em carne, isso não

significa carne de qualquer procedência nem viver de salsicha e salames, por exemplo.

Lembro que o bom que funciona sempre é a melhor opção.

☞ GRÃOS:
arroz e feijão não são permitidos.

☞ PÃES, MASSAS E FARINÁCEOS EM GERAL:
nada de pão, macarrão, biscoitos, que são alimentos altamente inflamatórios.

☞ NOZES, SEMENTES E LEGUMINOSAS:
não são permitidas, incluindo amêndoas, amendoins, ervilhas, sementes de linho, sementes de chia etc.

Qualquer outra coisa que não seja carne de verdade fica de fora! Inclusive as "carnes cultivadas em laboratório" e alternativas veganas à carne.

Evite lanches e ficar beliscando ao longo do dia. A maioria das opções de "lanches" é cheia de açúcar, e comer a todo tempo não auxilia em nada o seu metabolismo, pelo contrário. Portanto, não faça mais lanches e facilite sua vida.

Na carne você já encontrará todo o necessário para a sua saúde, além de muito sabor e variedade. Aliás, é sobre isso que falaremos no próximo capítulo.

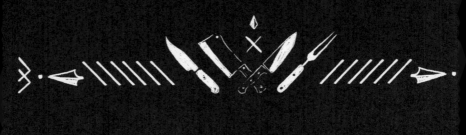
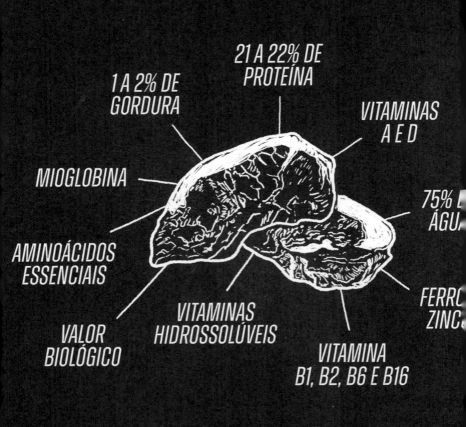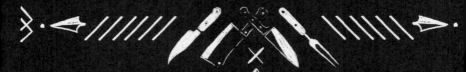

TUDO O QUE VOCÊ PRECISA SABER SOBRE CARNE BOVINA: SABOR, SAÚDE E QUALIDADE EM CADA MORDIDA

O Brasil é um dos principais produtores de carne bovina do mundo, e o que faz a nossa carne se destacar é a qualidade. Desde o nascimento do animal até o preparo do produto final, cada etapa é cuidadosamente observada para garantir a melhor experiência ao consumidor.

A carne bovina é muito mais do que apenas um alimento, é um símbolo da cultura e da tradição brasileira, e um privilégio para quem tem o prazer de degustá-la.

Mas não é só o sabor que importa, a carne bovina também é um alimento altamente nutritivo, rico em proteínas e lipídios essenciais para uma dieta balanceada.

Animais saudáveis, abatidos e processados com higiene garantem a segurança alimentar do consumidor. E não é só isso: a idade, o sexo e a alimentação dos animais também influenciam na qualidade da carne. O marmoreio (presença de gordura intramuscular), por exemplo, é um fator importante para a textura e o sabor da carne bovina, e cada raça tem suas características únicas.

Essas preocupações estão cada vez mais presentes e constantes em toda a cadeia produtiva, incluindo nas agências reguladoras, garantido a qualidade.

Afinal, qualidade é fundamental para uma experiência saborosa, saudável e segura.

COMPOSIÇÃO QUÍMICA DA CARNE: DESCUBRA O QUE ESTÁ EM SEU PRATO!

Você sabia que uma carne magra como o patinho, por exemplo, é composta por cerca de 75% de água, 21% a 22% de proteína, 1% a 2% de gordura, 1% de minerais e menos de 1% de carboidratos?

Isso mesmo! A carne possui uma variação química pequena entre os diferentes animais de abate, mas o seu conteúdo energético é relativamente baixo, com média de 105 calorias a cada 100 gramas de carne crua.

Mas é claro que, durante o preparo culinário, as carnes cozidas e assadas perdem água, o que aumenta o teor de outros componentes, como gordura e proteínas.

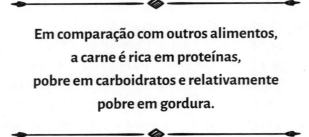

Em comparação com outros alimentos,
a carne é rica em proteínas,
pobre em carboidratos e relativamente
pobre em gordura.

A água é um componente muito importante da carne, pois a atividade muscular, incluindo pressão, descompressão, contração e relaxamento, só é possível na presença de água. A relação água-proteína pode ser considerada uma constante biológica, e é utilizada para determinar a quantidade de água adicionada à carne picada e aos embutidos.

A água também afeta a suculência, a textura, a cor e o sabor da carne, além de influenciar diretamente as reações que ocorrem durante o armazenamento e o processamento.

A carne é, ainda, uma fonte de oligoelementos importantes para a saúde humana, como zinco e ferro. Aliás, o ferro proveniente da carne possui melhor biodisponibilidade do que os alimentos vegetais.

Além disso, a carne é uma boa fonte de vitaminas hidrossolúveis do grupo B, como vitaminas B1, B2, B6 e B12, e vitaminas lipossolúveis, como vitamina A e D, encontradas em quantidades importantes nas vísceras, principalmente no fígado.

Ou seja:

A CARNE BOVINA É UM TESOURO NUTRICIONAL QUE OFERECE DIVERSOS BENEFÍCIOS PARA O NOSSO CORPO!

Com alta densidade energética e nutricional, a carne é uma fonte rica em vitaminas, minerais e aminoácidos essenciais. Essas substâncias são vitais para o bom funcionamento do organismo e não são produzidas pelo nosso corpo, o que torna a carne e a gordura animal fontes essenciais para obtê-los. Diferentemente do carboidrato, que não é essencial.

Entre os nove aminoácidos essenciais presentes na carne, o triptofano merece destaque por ajudar a garantir o bom humor, contribuindo para a produção de serotonina e auxiliando na luta contra a depressão e o estresse.

Já a fenilalanina é um aminoácido importante para o sistema nervoso, contribuindo para a formação de neurotransmissores e melhorando a memória e o raciocínio. E, para quem deseja manter a saúde dos músculos, a leucina é fundamental, pois estimula o crescimento da musculatura e fornece energia.

Outro aminoácido que contribui para a saúde dos músculos é a valina, que fortalece o sistema imunológico e combate o estresse. E, para quem pratica atividade física, a isoleucina é fundamental para conceder energia e contribuir para a recuperação dos músculos após os treinos.

A lisina ajuda no combate às doenças, por conter propriedades antivirais e contribuir para o crescimento muscular. Já a treonina é essencial para a saúde da pele, auxiliando nos processos de cicatrização e mantendo a pele mais bonita.

A metionina, por sua vez, é importante para a saúde do sistema cardiovascular, auxiliando no funcionamento do fígado e ajudando a tratar doenças como a depressão e o mal de Parkinson. E a histidina é vital para a regeneração dos tecidos do corpo, além de contribuir para o sistema cardiovascular e cerebral.

Por isso, uma dieta equilibrada e saudável, que inclua a carne bovina, é fundamental para obter todos os aminoácidos essenciais necessários para manter a saúde do nosso corpo em dia.

Agora, vamos além. A gordura presente na carne não é apenas responsável pelo sabor e pela textura, mas também é uma fonte importante de ácidos graxos essenciais, colesterol e vitaminas lipossolúveis.

Além disso, as proteínas encontradas na carne são altamente digestíveis e de alto valor biológico, sendo responsáveis por algo em torno de 16% a 22% do seu peso.

Falando em vitaminas, a carne é rica em vitaminas lipossolúveis A, D, E e K e vitaminas hidrossolúveis do complexo B, como tiamina, riboflavina, niacinamida, piridoxina, ácido pantotênico, ácido fólico, niacina, cobalamina e biotina.

Essas vitaminas são indispensáveis para o crescimento e a manutenção do corpo humano.

E não para por aí! A carne também é uma excelente fonte de minerais como potássio, sódio, fósforo, enxofre e cloro, sendo uma fonte de zinco altamente absorvível e uma das melhores fontes de ferro que podemos encontrar na alimentação.

Não subestime o poder nutricional da carne bovina! Aliás, descubra a partir de agora em detalhes como a qualidade da carne impacta a nossa saúde. Você vai perceber que já temos acesso a proteína de muita qualidade no Brasil, garantindo uma experiência carnívora completa, além de saborosa.

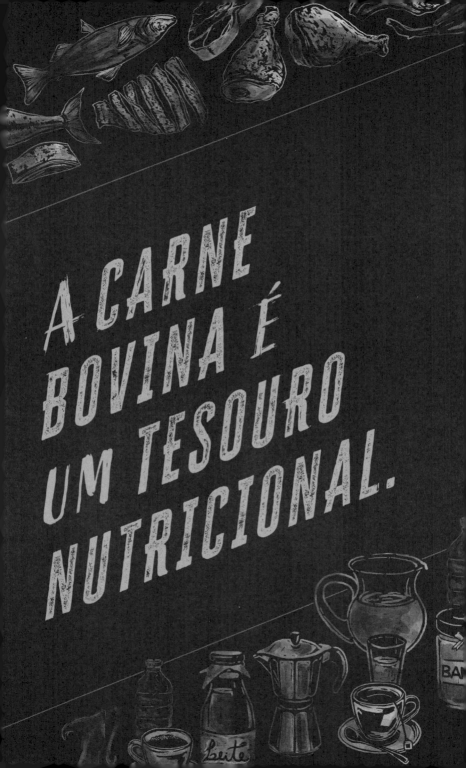

NUTRIÇÃO ANIMAL E QUALIDADE DA CARNE BOVINA: COMO A ALIMENTAÇÃO EQUILIBRADA PODE IMPACTAR A NOSSA SAÚDE

É primordial manter o funcionamento e o bem-estar do nosso organismo. E, quando se trata de carne bovina, a qualidade dos alimentos e nutrientes que compõem a dieta do animal tem um papel crucial na sua composição e no impacto na nossa saúde.

Lembre-se: você é aquilo que a sua comida comeu!

Nem todos os suplementos minerais são iguais. É importante conhecer as matérias-primas que compõem os suplementos minerais para evitar riscos de toxidez por elementos, como chumbo e arsênio, e problemas com microtoxinas. Escolher fontes de alta absorção e seguras para o animal é o que garante a qualidade da carne.

E não é só isso. Bovinos alimentados em sistemas de pastagens apresentam níveis mais elevados de ácidos graxos poli-insaturados na carcaça do que aqueles alimentados com dietas à base de grãos.

Estudos também mostram que a alimentação de ruminantes à base de forragem favorece o crescimento de microrganismos fibrolíticos no rúmen, responsáveis pela produção de ácido linoleico conjugado (CLA). Um estudo publicado no *ScienceDaily*, em 2023, concluiu que vacas alimentadas com pasto possuem níveis significativamente mais altos de CLA em comparação com vacas alimentadas com dietas à base de grãos.

O CLA é um ácido graxo que contribui de forma benéfica para a nossa saúde. Alguns dos seus inúmeros efeitos incluem a inibição de células cancerígenas, estimulação do sistema imunológico, redução da gordura corporal e diminuição da obstrução de veias e artérias.

E o melhor de tudo? A concentração de CLA na carne bovina e de outros ruminantes é significativamente superior à dos outros animais, devido à bioidrogenação ruminal. Ou seja, se ocorrer o escape do rúmen, ele poderá ser absorvido pelo epitélio intestinal e fará parte da gordura do animal.

Estou dizendo tudo isso porque, quando se trata de escolher os alimentos e nutrientes que compõem a dieta dos bovinos, se forem priorizadas fontes seguras e de alta absorção, há garantia de um produto final de excelência. E isso impactará diretamente a sua saúde.

GADO E SAL

Você sabia que o gado, quando criado a pasto, consome quantidades significativas de sal, além da grama que compõe sua alimentação natural?

O sal é extremamente importante para os animais, assim como para os humanos, pois fornece os eletrólitos necessá-

Gado e sal

Você sabia que o gado, quando criado a pasto, consome quantidades significativas de sal, além da grama, que compõem a sua alimentação natural?

O sal é indispensável tanto aos animais quanto aos humanos, pois fornece os eletrólitos necessários ao funcionamento adequado do organismo.

Ao adotar uma dieta mais carnívora, é importante garantir a ingestão adequada de sal integral, para manter o equilíbrio eletrolítico e apoiar as funções corporais essenciais.

rios para o funcionamento adequado do organismo. Da mesma forma, quando adotamos uma dieta mais carnívora, é importante garantir a ingestão adequada de sal integral para manter o equilíbrio eletrolítico e apoiar as funções corporais essenciais.

AGORA, COMO DEVE SER UMA CARNE BOVINA DE QUALIDADE?

Não basta se preocupar com a nutrição do animal para garantir uma carne bovina de qualidade. O manejo adequado, principalmente na fase pré-abate, também é importante. E o Brasil tem alta qualidade nesse quesito.

Você sabia que o estresse pode afetar a qualidade da carne?

Durante a vida do animal e pouco antes do abate, situações de estresse podem causar mudanças no processo de transformação do músculo em carne. Essas mudanças podem levar a carnes mais escuras, firmes e secas ou a carnes pálidas, moles e exsudativas, inadequadas para o processamento industrial e pouco aceitas no mercado.

O manejo do animal em etapas como embarque, transporte, desembarque, período de descanso e insensibilização deve ser delicado, uma vez que essas etapas envolvem situações diferentes do que os animais estão acostumados. O manejo agressivo, ao contrário, pode provocar hematomas e prejudicar a qualidade da carne, além de causar prejuízos ao produtor.

Uma carne de qualidade deve atender a aspectos visuais, para que haja satisfação ao comer, além de oferecer benefícios nutricionais e de segurança.

Em resumo, uma carne de "ótima qualidade" é aquela que atrai o consumidor, que é macia, suculenta e saborosa quando consumida, além de, principalmente, apresentar alto valor biológico e proteico e baixa densidade calórica, sendo também livre de microrganismos patogênicos e resíduos químicos, com baixa contagem de microrganismos deteriorantes.

Portanto, além de cuidar da nutrição animal, é fundamental que os produtores adotem um manejo adequado dos animais para garantir uma carne bovina de qualidade. E esse investimento na qualidade desde o início do processo até o produto final tem sido discutido massivamente.

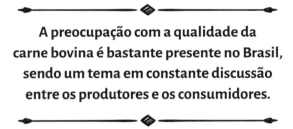

A preocupação com a qualidade da carne bovina é bastante presente no Brasil, sendo um tema em constante discussão entre os produtores e os consumidores.

O país possui uma das maiores produções de carne bovina do mundo e é reconhecido pela qualidade de sua carne, o que faz com que a preocupação em manter essa qualidade seja constante.

Os produtores brasileiros têm buscado cada vez mais técnicas e estratégias de manejo e nutrição animal para garantir a qualidade da carne bovina produzida, além de investir em tecnologias de processamento e controle de qualidade.

Por outro lado, os consumidores estão cada vez mais conscientes e exigentes em relação à qualidade da carne que consomem, buscando produtos de origem confiável que atendam a critérios de segurança alimentar e bem-estar animal.

Diante desse cenário, o Brasil tem se destacado como um país que valoriza a qualidade da carne bovina e busca constantemente aprimorar seus processos produtivos e de controle de qualidade para atender às demandas do mercado interno e externo.

É um conceito complexo que envolve muito mais do que apenas nutrição — é a palatabilidade, ou seja, o sabor e a textura da carne, fatores importantes para nós, consumidores.

Com essas informações, quero destacar que consumir carne de qualidade, para nós, brasileiros, é acessível e muito seguro!

Mas não se preocupe, você não precisa ser um especialista em nutrição para garantir que está consumindo carne de qualidade. É só escolher produtos que sejam confiáveis e tenham um sabor agradável para você. Lembro também que a primeira função do alimento é nutrir nosso corpo e, em segundo lugar, agradar o paladar.

A qualidade da carne é como um bom relacionamento: precisa ser satisfatório para ambos os lados!

Portanto, seguimos para o próximo assunto que envolve justamente a percepção de quem consome, ou seja, como perceber uma carne de qualidade?

ENTENDIMENTO SENSITIVO: COMO COR, MACIEZ, ODOR, SABOR E TEXTURA SÃO DETERMINANTES NA QUALIDADE DA CARNE

A qualidade da carne não é apenas uma questão de gosto pessoal — ela é determinada por uma série de fatores sensitivos que influenciam a decisão de compra. A cor é um dos principais critérios de seleção, despertando o desejo de consumir ou rejeitar o produto.

Carne de cor escura é frequentemente associada a animais velhos e de maior dureza, enquanto carnes frescas e brilhantes, de coloração vermelha, são mais apreciadas.

Mas a cor não é a única característica importante. A maciez é outro atributo crucial para a palatabilidade da carne. Ela é determinada pela interação sensorial e física durante a mastigação, e é a característica mais relevante para a palatabilidade do produto. Para o consumidor, a maciez é o atributo sensitivo mais importante para julgar a qualidade da carne e promover a aceitação do produto.

A suculência também é fundamental, assim como a gordura intramuscular, que garante essa sensação de suculência, pois estimula a salivação e funciona como barreira contra a perda de suco muscular durante o cozimento.

E não podemos esquecer do sabor e do aroma da carne. Esses atributos são determinados por fatores anteriores ao abate, como espécie, raça, sexo, alimentação e manejo, mas também são influenciados pelo processo de cozimento.

A reação de redução entre açúcar e aminoácidos, bem como o efeito do aquecimento dos lipídios da carne, contribui para o sabor e o aroma na carne cozida.

Em resumo, a qualidade da carne é determinada por uma série de fatores sensitivos, incluindo cor, maciez, suculência, sabor e aroma.

VEJA COM OS OLHOS, SINTA COM O PALADAR

A aparência visual da carne é a chave para atrair o consumidor no momento da compra. Veja só:

A cor é a janela para a qualidade da carne: a coloração vermelho-cereja indica frescor, enquanto uma cor escura pode ser um sinal de deterioração. Mas a cor não é tudo; a textura é um ponto complexo que deve ser avaliado, dando preferência às carnes firmes e brilhantes. E não se esqueça da retenção de água: quanto mais suculenta, mais saborosa a carne será após o preparo.

A gordura é a chave para o sabor e a maciez: a cobertura de gordura protege as fibras musculares da carne, conferindo mais maciez e sabor. O marmoreio é uma característica que vem da seleção genética do animal, apresentando uma textura marmorizada que é a marca da qualidade.

A embalagem é a capa do livro da carne: a apresentação e a embalagem são responsáveis pela percepção da qualidade. Escolher a embalagem certa influencia diretamente na decisão de compra, até porque ela pode afetar a coloração da carne. Carnes embaladas a vácuo podem apresentar uma cor mais escura devido à ausência de oxigênio, mas a coloração deve voltar ao normal em pouco tempo após a exposição ao ambiente.

Vale ressaltar que de nada adianta uma boa embalagem sem segurança alimentar. Tudo deve andar junto, garantindo a máxima qualidade e saúde.

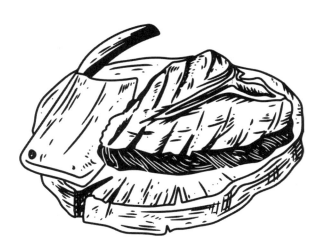

ENTÃO, NA PRÓXIMA VEZ QUE VOCÊ CORTAR UM PEDAÇO DE CARNE SUCULENTA, LEMBRE-SE DE TODAS AS PROPRIEDADES ÚNICAS E DELICIOSAS CONTIDAS NELA, QUE VÃO ALÉM DO QUE VOCÊ IMAGINAVA!

A SEGURANÇA ALIMENTAR NA CARNE BOVINA

Essa é uma questão de extrema importância para a saúde pública e a indústria alimentícia. Com a crescente preocupação dos consumidores com a qualidade e a segurança dos alimentos, a garantia da qualidade da carne se tornou fundamental para atender às exigências do mercado.

Porém, muitos consumidores ainda desconhecem como ocorrem a inspeção sanitária e a fiscalização dos estabelecimentos de abate.

Os órgãos governamentais têm um papel fundamental na promoção da segurança alimentar, por meio de investimentos em saneamento básico, assistência técnica aos produtores e acesso à informação sobre segurança alimentar e nutricional.

É preciso garantir que o consumidor tenha acesso a alimentos de qualidade, sem comprometer outras necessidades essenciais. E isso tem sido feito!

☞ **CONTAMINAÇÃO CRUZADA: cuidado ao manusear diferentes tipos de carne, peixe ou frango, para evitar contaminação cruzada.**

A contaminação cruzada é um risco importante na manipulação de alimentos. Quando manuseamos diferentes tipos de carne e não tomamos cuidado para separá-los

adequadamente, podemos transferir bactérias de um alimento para o outro, aumentando o risco de infecções alimentares. Além disso, quando cortamos carne na mesma superfície onde também preparamos vegetais ou outros alimentos crus, as bactérias podem se espalhar.

Lavar a carne é algo que nunca deve ser feito, pois isso pode levar à disseminação de bactérias para outras superfícies, tornando a higiene ainda mais importante.

Como diz o ditado popular, "a saúde é o nosso bem mais precioso", e é isso que deve estar sempre em primeiro lugar na produção e na comercialização da carne.

MANTENHA SUA FACA E SEU GARFO PRONTOS, PORQUE ESTAMOS PRESTES A DESMISTIFICAR AINDA MAIS TUDO O QUE VOCÊ PENSA SOBRE A CARNE E SUAS PROPRIEDADES!

Não acredite em tudo o que lê nas tabelas de composição química da carne. Elas podem estar ultrapassadas e criticando injustamente a carne. Na verdade, a marmorização da carne é altamente desejável, como já vimos.

A proteína de origem animal é conhecida por seu alto valor biológico, superando as proteínas de origem vegetal. E as proteínas solúveis da carne, como a mioglobina, são essenciais para a contração muscular e para as modificações pós-morte. Aliás, não é sangue que você vê quando corta e consome sua carne, mas sim uma substância chamada mioglobina. Sua função é armazenar oxigênio nas células musculares e garantir o suprimento adequado de oxigênio durante a contração muscular.

Quando a carne é cortada ou cozida, a mioglobina pode se misturar com outros líquidos presentes nos tecidos musculares, aparentando sangue. O que faz com que nem sempre a cor seja a mesma. A quantidade de mioglobina pode variar, dependendo do tipo de carne e do nível de cozimento. Essa é uma proteína muito benéfica para consumo.

☞ **O "sangue" da carne é, na verdade, mioglobina, uma proteína que dá a cor vermelha ao tecido muscular. Não é sangue propriamente dito!**

A mioglobina é uma proteína encontrada no tecido muscular dos animais e é responsável por armazenar oxigênio nas células musculares. É também o componente que confere a cor vermelha característica da carne. Quando cortamos a carne e percebemos um líquido avermelhado, muitas pessoas associam esse líquido ao sangue, mas, na realidade, é a mioglobina que está presente. Isso pode ser esclarecido para evitar mal-entendidos e desmistificar a ideia de que a carne contém muito sangue.

E não se esqueça das enzimas. Elas são a chave para a maturação da carne e o processo de transformação de ácido lático.

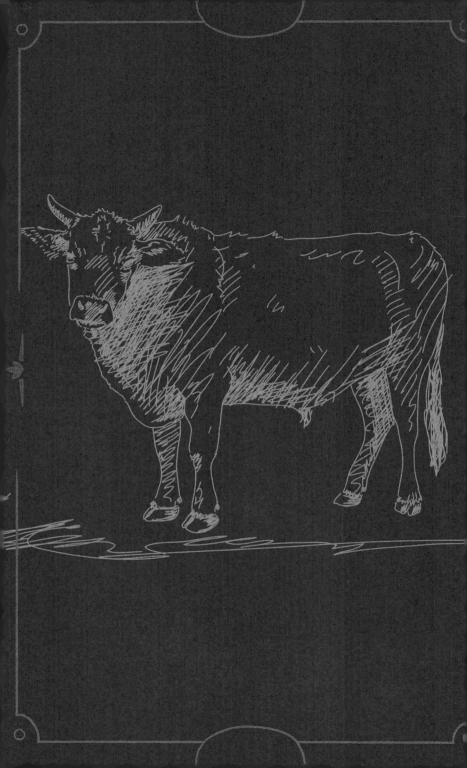

HORMÔNIOS E ANTIBIÓTICOS NA CARNE BOVINA

Mantenha-se informado: como consumidor de carne, é importante que você saiba o que está colocando no seu prato. Embora muitas pessoas associem o uso de hormônios e antibióticos na pecuária com insegurança alimentar, é importante entender que essas substâncias são naturais e amplamente utilizadas em todo o setor agropecuário.

HORMÔNIOS NA PECUÁRIA DE CORTE

na fase de cria, os hormônios podem ser usados para melhorar a fertilidade. Já nas fases de recria e engorda, os hormônios promotores de crescimento podem ser utilizados para melhorar o aproveitamento dos alimentos pelos animais, aumentando a produtividade e a eficiência da fazenda.

ANTIBIÓTICOS NA NUTRIÇÃO ANIMAL

os antibióticos e os ionóforos são frequentemente adicionados à dieta dos animais para melhorar a saúde intestinal e promover o ganho de peso. Embora alguns países tenham proibido seu uso, a inclusão desses compostos em doses adequadas não representa risco para a saúde humana.

No entanto, é importante garantir que esse uso seja monitorado por profissionais qualificados para que não prejudique o meio ambiente.

ADITIVOS NATURAIS E SEU POTENCIAL

os aditivos naturais são compostos bioativos extraídos de plantas, algas e outros organismos, que podem ser utilizados na alimentação dos animais com a finalidade de melhorar a saúde, o desempenho, a qualidade e a segurança dos produtos derivados da pecuária.

Esses aditivos incluem, por exemplo, óleos essenciais, extratos vegetais, prebióticos, probióticos, enzimas e antioxidantes naturais.

Alguns dos benefícios dos aditivos naturais na alimentação animal são:

- **melhora da digestibilidade dos nutrientes e absorção de minerais, promovendo maior ganho de peso e aumento da produtividade;**

- **controle de microrganismos patogênicos no trato gastrointestinal, prevenindo doenças e reduzindo o uso de antibióticos;**

- **estimulação do sistema imunológico dos animais, aumentando a resistência às doenças e a qualidade da carne e leite produzidos;**

- **redução do estresse e da inflamação nos animais, melhorando a saúde e bem-estar deles;**

- **contribuição para a sustentabilidade ambiental e social da atividade, através da utilização de recursos naturais renováveis e da redução do impacto ambiental.**

Além disso, os aditivos naturais apresentam vantagens em relação aos aditivos químicos e sintéticos, tais como:

- **maior segurança alimentar, já que são compostos de origem natural e não apresentam resíduos químicos nos produtos derivados da pecuária;**

- **redução de custos com medicamentos e aditivos químicos, pois são mais acessíveis e economicamente viáveis;**

- **maior aceitação pelos consumidores e pelo mercado, que valorizam cada vez mais a sustentabilidade e a segurança alimentar.**

Dessa forma, a utilização de aditivos naturais na alimentação animal pode ser uma alternativa promissora para a pecuária brasileira, contribuindo para o desenvolvimento sustentável da atividade e para a produção de alimentos mais seguros, saudáveis e de alta qualidade.

ADITIVOS EM ALIMENTOS DE ORIGEM ANIMAL: DESVENDANDO MITOS E VERDADES

Existem contraindicações? Essa é a pergunta que muitos fazem quando ouvem falar sobre aditivos em alimentos de origem animal. Porém, a falta de conhecimento sobre o assunto muitas vezes gera reações de repulsa, quando, na verdade, inúmeras pesquisas científicas comprovam sua utilização benéfica tanto para a saúde animal quanto para a saúde humana.

É comum a resistência ao uso de hormônios na cadeia produtiva de alimentos na Europa, por exemplo, mas os próprios

É comum a resistência ao uso de hormônios na cadeia produtiva de alimentos na Europa, por exemplo, mas os próprios comitês europeus formados para examinar o assunto concluíram que, quando empregado de forma adequada e controlada, o uso de hormônios é seguro.

Afinal, é necessário respeitar a dosagem correta, a aplicação adequada e garantir o período de carência comprovado para a metabolização normal do hormônio no organismo animal.

Imagine um carro que precisa de combustível para funcionar. Assim como um carro precisa de gasolina ou etanol, os animais precisam de nutrientes e aditivos para se desenvolverem de forma saudável.

E, assim como um motorista deve abastecer seu carro em um posto confiável e respeitar a quantidade de combustível recomendada pelo fabricante, os produtores de alimentos de origem animal devem utilizar aditivos de forma responsável e dentro das normas estabelecidas.

Portanto, é importante esclarecer que, quando utilizados de forma adequada e dentro das normas estabelecidas, os aditivos em alimentos de origem animal são seguros e benéficos para a saúde de todos.

Mas eu sei que você ainda ficou com dúvidas, principalmente sobre a utilização de hormônios. Por isso, esse é o nosso próximo tópico de discussão.

A CARNE NO BRASIL TEM HORMÔNIO?

Com a crescente demanda por alimentos, a produção de carne no Brasil passou por aperfeiçoamentos para garantir uma boa produtividade e um produto final de qualidade. Porém, muito se fala sobre o uso de hormônios na criação de bovinos para promover o crescimento e acelerar o processo de produção. Afinal, a carne produzida no Brasil tem hormônio?

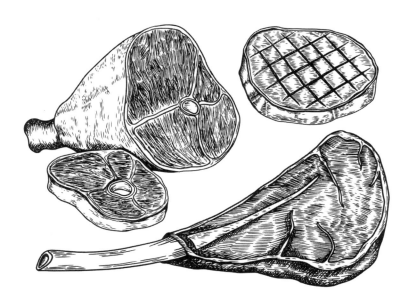

A resposta é sim, mas não da forma como muitos imaginam. Os hormônios presentes na carne brasileira são naturais, ou seja, produzidos pelos próprios animais seguindo seu mecanismo fisiológico natural.

O uso de hormônios exógenos para promover o crescimento de bovinos foi proibido no Brasil em 2011, o que permitiu ao país conquistar mais mercados internacionais onde é proibido o comércio de carne proveniente de animais tratados com hormônios.

Assim, podemos garantir que a carne bovina brasileira é segura para o consumo e atende aos padrões internacionais de qualidade.

Quando escolhemos consumir produtos de origem animal, é importante buscar informações e entender como são produzidos para fazer escolhas conscientes e saudáveis.

Por exemplo, qual é o seu corte preferido? Quem pensa que seguir uma experiência carnívora é restritivo, talvez não tenha pensado na variedade possível a partir de um único animal.

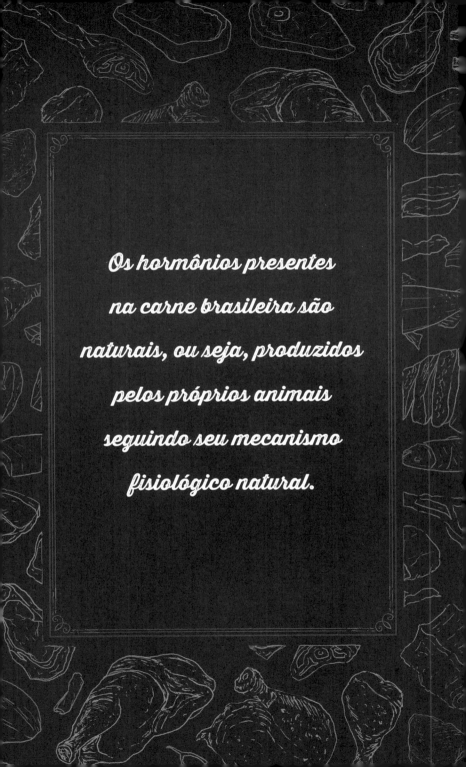

Os hormônios presentes na carne brasileira são naturais, ou seja, produzidos pelos próprios animais seguindo seu mecanismo fisiológico natural.

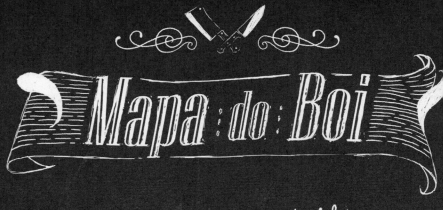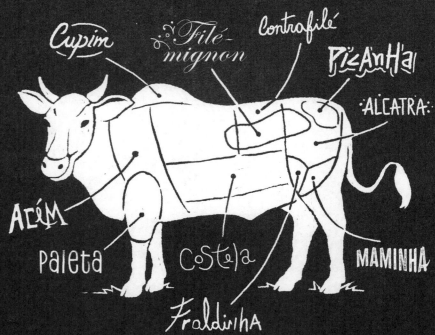

MAPA DO BOI: CORTES DE CARNE DE PADRÃO NO BRASIL

gora, vamos falar da parte boa. Quais são as opções de corte e seus diferenciais?

Enquanto em outros países, como Estados Unidos e Austrália, a utilização de máquinas é mais comum, no Brasil ainda predominam os cortes manuais. Isso se deve em parte ao alto custo da mão de obra, mas também à tradição brasileira de valorizar o trabalho artesanal e o cuidado com cada detalhe.

Ao separar a carcaça nos Estados Unidos, a divisão entre os quartos dianteiro e traseiro é feita entre a 12ª e a 13ª costelas, enquanto no Brasil essa divisão é feita entre a quinta e a sexta costelas. Isso resulta em cortes específicos e únicos em cada país, o que é um verdadeiro tesouro para os amantes de carne.

No dianteiro, destacam-se cortes como a raquete, o peixinho e o coração da paleta, enquanto no traseiro temos a alcatra, a picanha, o filé-mignon e a fraldinha, que são considerados os cortes mais nobres e apreciados pelos brasileiros.

Cada um deles tem suas características e sabores únicos, que são valorizados em diferentes preparos, seja na churrasqueira ou no fogão.

O filé de costela, por exemplo, é um corte que requer um longo cozimento para atingir sua suculência e seu sabor característicos. A ponta de agulha, que faz parte da região com mais colágeno, é ideal para preparos que também exigem um cozimento mais longo e lento.

O contrafilé é um corte grande e saboroso, que pode ser servido malpassado ou ao ponto, e a fraldinha, apesar de pequena, é conhecida por sua maciez e sua suculência. Já a maminha, retirada da alcatra, tem um sabor suave e delicado, e a própria alcatra é um dos cortes mais nobres e apreciados no Brasil.

Por fim, eu não poderia deixar de falar da picanha, um corte tipicamente brasileiro que conquistou o paladar de muita gente. Com sua capa de gordura que confere sabor e maciez, a picanha é um verdadeiro deleite para os amantes de carne.

CORTES DE CARNE BOVINA: ESCOLHA O MELHOR PARA O SEU PALADAR

Não importa se você é um mestre do churrasco ou um chefe de cozinha experiente, a escolha dos cortes de carne bovina pode contribuir para um prato de sucesso. Afinal, é a escolha dos cortes que vai determinar o equilíbrio perfeito entre textura, sabor e suculência. E é importante lembrar que na experiência carnívora você pode variar suas proteínas.

Agora, vamos explorar os cortes de carne bovina que farão a diferença na sua cozinha.

ALCATRA

Extraída da área traseira do bovino, a alcatra é uma opção saborosa e delicada, sem abrir mão da suculência. Com baixa quantidade de gordura, é ideal para churrascos e cozidos. A peça pode ser cozida inteira na panela de pressão com ervas e temperos caseiros, cozinhando por pouco tempo. Seu sabor mais delicado é o equilíbrio perfeito para quem deseja uma carne saborosa e suave.

COSTELA

A costela é retirada dessa área do bovino e tem um sabor acentuado e rústico. Com bastante gordura e fibras, exige preparo no ponto certo para manter a maciez e a umidade do corte. Para preservar o sabor original, basta selar a carne com sal grosso na churrasqueira ou no forno, mas também podem ser adicionados molhos ao preparo depois de pronta. Lembre-se que cortes de bovino com osso exigem um tempo maior de preparo para um resultado perfeito.

PICANHA

A picanha é o corte de bovino mais famoso e prestigiado do churrasco brasileiro. Retirada da parte traseira do gado, conserva uma capa generosa de gordura e fibras que acentuam o sabor e a maciez do corte. Versátil, pode ser assada, frita ou preparada em churrasqueira, mas deve ser feita mantendo o ponto de malpassada para preservar a suculência e o sabor marcante. Com bastante gordura, esse corte é ideal para quem busca sabor e suculência em um único prato.

ACÉM

O acém é a maior parte da área dianteira do boi, conservando textura e sabor equilibrado. Com pouca gordura entremeada, muitas vezes é misturado com outras carnes para um preparo perfeito. Ideal para receitas úmidas como hambúrguer, carne moída, ensopados e picadinhos, essa carne magra não fica seca quando está em contato com caldos da própria carne. O acém é perfeito para quem deseja uma carne suculenta em diferentes pratos.

CONTRAFILÉ

O contrafilé se destaca como uma opção de sabor suave e de muita maciez. A camada de gordura e o marmoreio da carne conferem uma lubrificação única durante o preparo, garantindo uma textura incrível.

Se você é fã de grelhados, a dica é fatiar o contrafilé em bifes ou medalhões e prepará-los na grelha ou na churrasqueira. Mas, se preferir um preparo mais lento, a peça inteira pode ser assada no forno. O ponto ideal para essa carne é o malpassado, e o sabor pode ser aprimorado com um tempero especial.

MAMINHA

Outra opção de carne bovina com sabor suave é a maminha, que divide espaço com a alcatra e é conhecida por sua farta capa de gordura. Essa gordura confere maciez e suculência à carne, deixando-a ainda mais saborosa. A maminha pode ser preparada de diversas formas, desde o churrasco até pratos mais elaborados, sempre mantendo suas melhores qualidades.

FRALDINHA

A fraldinha, por sua vez, é um pedaço pequeno retirado próximo da costela bovina, com sabor concentrado e uma larga camada de gordura. Essa camada garante que a fraldinha seja um corte sempre macio, seja no malpassado ou no bem-passado. Ela pode ser misturada a outras carnes para receitas como hambúrgueres e rocamboles, além de ser perfeita para churrasco e assados.

FILÉ-MIGNON

Se você busca a carne bovina mais macia e tenra, o filé-mignon é a escolha certa. Retirada próximo do contrafilé, essa parte tem pouca gordura, mas muitas fibras, o que favorece a textura da carne. O filé-mignon pode ser preparado de diversas formas, desde a clássica fritura na chapa até pratos mais sofisticados com molhos acentuados.

PALETA

A paleta é um corte mais fino e versátil, extraído do dianteiro do boi, que, mesmo com uma textura mais firme, é suculenta e bastante indicada para pratos elaborados. Seu preparo exige mais tempo, mas pode ser feito com caldos da própria carne, assado ou na panela com legumes e temperos. O picadinho e o estrogonofe são exemplos de pratos simples e deliciosos que podem ser feitos com a paleta.

CUPIM

Por fim, o cupim é um corte de longo preparo, extraído do dorso do gado, que concentra bastante gordura e um sabor marcante. Seu preparo exige tempo, principalmente para churrascos e assados, mas o sabor inconfundível do cupim vale a espera. E lembre-se: sempre escolha carnes com boa procedência para garantir qualidade, sabor e segurança em suas refeições.

☞ A carne próxima ao osso, frequentemente chamada de carne de segunda, é extremamente saborosa! Não julgue a carne por seu corte, pois ela pode ser deliciosa e ainda mais econômica do que alimentos cheios de açúcares e farináceos.

Experimente mais carnes de segunda, que são saborosas e suculentas, oferecendo uma experiência gastronômica única. Eu mesma prefiro esse tipo de corte! Alguns exemplos são: costela, acém, rabada, pernil, ossobuco, entre outros.

Ao explorar esses cortes menos valorizados, podemos descobrir novos sabores e texturas, além de economizar dinheiro ao comprar carnes mais acessíveis.

Perceba como, em apenas um animal, temos variedade de opções, sabores e possibilidades de preparo.

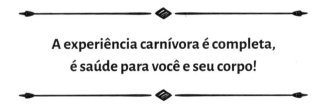

A experiência carnívora é completa, é saúde para você e seu corpo!

Aqui estamos falando apenas do boi, mas você ainda tem a possibilidade de comer diversas outras proteínas animais na sua dieta.

A nobreza da alimentação humana

CARNE: A NOBREZA DA ALIMENTAÇÃO HUMANA

Nosso sistema imunológico é um verdadeiro guerreiro na luta contra os invasores que tentam nos derrubar. E, para manter esse guerreiro forte e saudável, é necessário fornecer a ele os nutrientes necessários para a batalha. A dieta carnívora é uma aliada nessa luta, fornecendo proteínas e minerais importantes, como o ferro e o zinco, que ajudam a fortalecer a imunidade.

É relevante lembrar que a desnutrição por micronutrientes pode afetar qualquer pessoa, inclusive em países superdesenvolvidos. A falta de vitaminas e minerais essenciais pode prejudicar as respostas imunes do nosso corpo, deixando-nos mais vulneráveis a infecções respiratórias, como a gripe, a covid-19 e a pneumonia, que são responsáveis por muitas mortes em todo o mundo, o hipotiroidismo, a síndrome metabólica, anemias, doenças autoimunes. Tudo isso está muito pautado no déficit nutritivo.

Com base nisso, a inclusão de carne na dieta é essencial para garantir que nosso sistema imunológico tenha tudo o que precisa para lutar contra esses invasores. Além de ser uma ótima fonte de proteínas e minerais, a carne também é uma fonte rica em vitamina B12, fundamental para a saúde do cérebro e do sistema nervoso.

Lembre-se: para manter nosso sistema imunológico forte e saudável, é importante garantir que estamos fornecendo a ele os nutrientes necessários para a batalha. E a dieta carnívora é uma aliada nessa luta, fornecendo todos os nutrientes essenciais para a nossa saúde e nossa imunidade.

A carne bovina é uma verdadeira fortaleza de nutrientes para o nosso organismo. Com alta concentração de proteínas de alto valor biológico, aminoácidos essenciais, ferro, zinco e vitaminas do complexo B, ela é um poderoso aliado para uma vida saudável.

Mas não é apenas isso: a carne vermelha também é uma fonte incomparável de nutrientes que contribuem para o fortalecimento do sistema imunológico, o que pode ser fundamental para evitar doenças e infecções.

Para entender a importância das proteínas das carnes, é preciso conhecer o conceito de valor biológico. Quanto maior o valor biológico, maior a eficiência com que o organismo utiliza os nutrientes.

A carne vermelha, por ser rica em aminoácidos essenciais, possui valor biológico altíssimo. Em contrapartida, os alimentos vegetais são relativamente pobres em proteínas, o que torna a carne bovina uma opção ainda mais valiosa para uma alimentação equilibrada.

Além disso, a carne é uma excelente fonte de ferro heme. Por não ser armazenado pelo organismo, é fundamental consumir ferro diariamente, e a carne é uma das melhores opções para isso. Ainda mais que a biodisponibilidade do ferro presente na carne é superior à de alguns vegetais escuros e leguminosas, que contêm apenas ferro não heme. A carne facilita, portanto, a absorção do ferro essencial para o organismo humano.

E não para por aí! As vitaminas do complexo B presentes na carne são fundamentais para transformar o alimento em energia e auxiliar na defesa do organismo, ajudando também no sistema nervoso, no coração, nos olhos, na pele, na oxigenação do sangue, evitando risco cardíaco.

Recentemente, estudos científicos têm demonstrado os benefícios da carne bovina para o sistema imunológico humano, tornando seu consumo rotineiro ainda mais importante.

**Com tantos nutrientes poderosos,
fica claro que a carne é um alimento
indispensável para uma vida saudável
e equilibrada, concorda?**

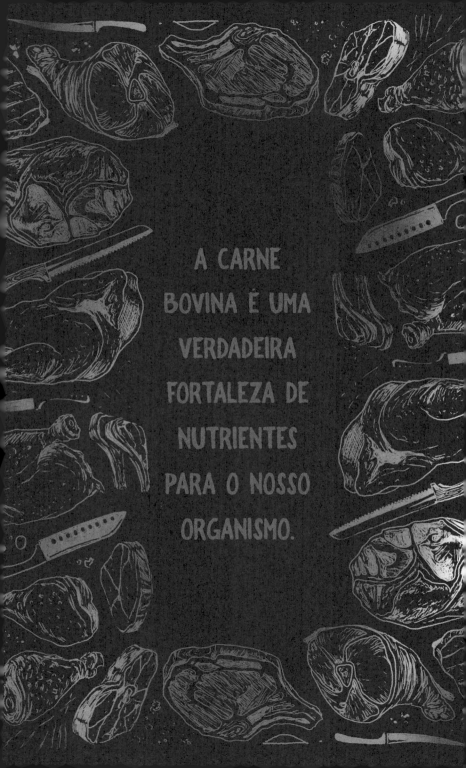

POR QUE VOCÊ NÃO PRECISA TER MEDO DE ADICIONAR A CARNE À SUA DIETA?

A carne vermelha já foi atacada como vilã da saúde, mas agora é sabido que ela oferece vários benefícios para o organismo humano, sobre os quais estou falando aqui desde o começo.

Veja mais um relato de uma paciente sobre sua mudança:

> No dia 31 de dezembro de 2022, durante uma reunião familiar, decidimos fazer uma aposta para emagrecer. Tiramos fotos e nos pesamos, e a princípio não havia regras definidas. Cada um seguiria seu próprio caminho até dezembro de 2023, e quem emagrecesse mais seria o vencedor da aposta. Foi nesse momento que decidi que voltaria para a dieta, os treinos, e buscaria o acompanhamento de nutricionistas.
>
> No dia 2 de janeiro de 2023, uma segunda-feira, voltei ao trabalho no escritório e fui almoçar com um amigo. Ele me contou que estava iniciando um período de sete dias seguindo a dieta carnívora (carne, ovos e queijo). Ele me convidou para experimentar essa dieta com ele, e eu aceitei. Comecei na mesma noite, no jantar.
>
> No sábado, eu já havia perdido três quilos apenas comendo carne preparada na airfryer com sal grosso, e filé de frango feito com banha. Fiquei empolgada com os resultados iniciais e comecei

a buscar mais conteúdo sobre o estilo de vida carnívoro. Foi quando encontrei o canal da dra. Fabiane no YouTube (e assisti a todos os vídeos) e comecei a segui-la no Instagram. Participei das caixas de perguntas, segui as recomendações e hoje, em maio de 2023, já perdi dez quilos.

Além da dieta carnívora, também comecei a praticar musculação e caminhadas. Eu estava sentindo sintomas da SOP (resistência à insulina e hipertensão). Antes, eu tomava metformina três vezes ao dia e medicação para pressão alta em altas dosagens pela manhã. Hoje, não gasto mais dinheiro com tantos remédios devido à minha mudança na alimentação.

Entendi que precisava fazer essa mudança e estabeleci metas mensais para alcançar meus objetivos. Segui esse caminho sem passar fome, sem sofrer excessivamente. Claro, houve algumas poucas vezes em que comi chocolate ou carboidratos, mas percebi que não precisava tanto disso.

Gradualmente, fui diminuindo o consumo de açúcar e grãos e aumentando o consumo de carnes e ovos. Hoje, é isso que me faz sentir bem, e é o que pretendo continuar fazendo.

Quero agradecer à Fabi por nos ensinar que é possível emagrecer quando entendemos como nosso corpo funciona. Sua orientação e seu conhecimento têm sido fundamentais para minha transformação.

Gratidão.

Patrícia M.

Você pode até iniciar essa dieta para a perda de peso, mas verá benefícios em todas as outras áreas da saúde.

Vamos relembrar alguns motivos pelos quais você deve adicionar a carne vermelha ao seu cardápio:

Ela é rica em nutrientes essenciais: a carne vermelha é uma excelente fonte de proteína de alta qualidade e outros nutrientes que são fundamentais para o bom funcionamento do corpo. Uma dieta que inclui carne vermelha pode ajudar a prevenir sintomas como fadiga, anemia e dificuldades de cicatrização de tecidos.

Ajuda no desempenho muscular: a carne é também fonte de nutrientes que auxiliam no desempenho muscular, como a mioglobina, o ácido linoleico e a creatina. Isso faz com que seja uma ótima opção para atletas e pessoas em processo de recuperação após cirurgias.

Beneficia a saúde mental: a carne vermelha é rica em fenilalanina, um aminoácido que pode ajudar a combater a depressão. Além disso, a fenilalanina reduz o apetite, o que pode auxiliar na perda de peso.

Ajuda a prevenir e tratar a diabetes: o consumo de carne vermelha pode ajudar a manter a diabetes estável e a combater a resistência à insulina, as alterações de humor e a compulsão alimentar. Um estudo sobre os impactos de uma dieta cetogênica publicado em 2020 na revista *Nutrients* diz o seguinte:

> Em 2019, a American Diabetes Association (ADA) endossou a dieta pobre em carboidratos como parte das opções de terapia nutricional médica em pacientes diabéticos com base nos resultados do estudo que denotam controle glicêmico aprimorado com uma dieta pobre em carboidratos, induzindo cetose nutricional em pacientes com DM2.

Previne a anemia: a carne é também uma boa fonte de ferro, o que pode ajudar a prevenir a anemia. Os sintomas da anemia incluem cansaço e fraqueza.

Embora muitas pessoas tenham medo de consumir carne vermelha devido à preocupação com o colesterol, é importante lembrar que a chave é consumir a carne e seguir as orientações de uma dieta equilibrada.

Consumir menos carne do que o recomendado pode levar à perda de massa magra e ao enfraquecimento de cabelos e unhas, além de prejudicar a recuperação dos tecidos.

Lembre que os benefícios superam e muito qualquer dúvida que você tenha até hoje sobre o consumo de proteína animal. Por isso, proponho sempre: inicie como uma experiência e perceba os efeitos sobre seu corpo e sua saúde.

CARNE VERMELHA: DIETA CARNÍVORA E O EFEITO ESTUFA

Antes de finalizar este livro, preciso quebrar mais um mito: a indústria alimentícia tem tentado culpar a pecuária como a principal causadora do efeito estufa, mas a verdade é que a produção de alimentos processados é muito mais prejudicial ao meio ambiente do que a criação de bois e vacas.

De acordo com uma avaliação abrangente feita pelo USDA Agricultural Research Service, a pecuária nos Estados Unidos foi responsável por aproximadamente 3,7% das emissões totais de gases de efeito estufa do país. Em contrapartida, setores como transporte, produção de eletricidade e indústria representam uma parcela significativamente maior das emissões, com a indústria contribuindo com cerca de 23,5% em 2021.

É importante destacar que o metano produzido pelos ruminantes faz parte do ciclo de carbono e não contribui para o aumento de carbono na atmosfera. Por outro lado, o dióxido de carbono gerado pelo transporte, pela eletricidade e pela indústria adiciona carbono na atmosfera, causando o efeito estufa.

Além disso, do total de metano na atmosfera, apenas 8% são produzidos por vacas, enquanto o restante vem de outras fontes, como mineração de carvão, aterros sanitários e gás natural. Isso mostra que é fundamental concentrar nossos esforços na redução do uso de combustíveis fósseis e buscar fontes de energia renovável.

Muitas pessoas têm sido atraídas por produtos substitutos de carne, mas esses produtos, além de conterem toxinas prejudiciais, ainda contribuem mais para a emissão de gases de efeito estufa do que a criação de ruminantes.

Então, ao escolher o que comer, é importante lembrar que a pecuária é apenas uma pequena parte do problema do efeito estufa e que a substituição de carne por produtos processados pode piorar a situação. Devemos buscar uma dieta equilibrada e sustentável, considerando todo o ciclo de produção de alimentos, desde a criação do animal até a nossa mesa.

A dieta carnívora pode ser uma mudança radical para o seu corpo, assim como pular em uma piscina gelada. Mas, como no caso da piscina, existem diferentes formas de entrar nessa nova jornada.

Para aqueles que querem mergulhar de cabeça, cortar carboidratos desde o início pode ser a melhor opção. É como saltar na piscina e se acostumar rapidamente com a mudança.

Porém, para alguns o choque inicial pode ser demais, e a adaptação talvez seja mais difícil. É como entrar na água fria aos poucos, na ponta dos pés. Essa transição lenta pode prolongar a agonia e até mesmo fazer com que alguns desistam antes mesmo de entrar na piscina.

Mas não se preocupe, existem alternativas. Para aqueles que precisam de uma adaptação mais gradual, deixar algumas fibras e carboidratos pode ajudar a reduzir os sintomas de adaptação.

Lembre-se que cada pessoa é única, e a adaptação pode ser diferente para cada um. Não desanime e encontre o caminho que funciona melhor para você. Com a dieta carnívora, você pode descobrir uma nova forma de alimentação e um estilo de vida saudável.

AFINAL, A DIETA CARNÍVORA É MUITO RÍGIDA?

A resposta é: depende do ponto de vista. Se você está acostumado a uma dieta rica em carboidratos e vegetais, pode ser difícil imaginar como seria viver apenas com alimentos de origem animal.

Porém, para muitas pessoas, a dieta carnívora é uma mudança bem-vinda e de fácil adaptação. Com a eliminação dos vegetais, você fica com menos opções de alimentos para escolher, o que pode ser uma coisa boa, pois, com menos escolhas, é mais fácil ouvir as suas verdadeiras necessidades de fome e saciedade.

E quanto aos nutrientes?
É possível obter tudo o que você precisa
a partir de uma dieta exclusivamente de carne
e outros alimentos de origem animal?

A carne vermelha é uma ótima fonte de proteína e ferro, enquanto as vísceras como o fígado são ricas em vitaminas e minerais importantes.

Peixes, camarões, ovas, mariscos e ovos também são fontes excelentes de nutrientes, e as gorduras animais como a banha e o sebo são saudáveis e saborosas.

Mas e os vegetais? Não são necessários para uma dieta saudável? Não necessariamente.

Enquanto muitos vegetais são ricos em vitaminas e antioxidantes, eles também contêm compostos como os fitatos, que podem interferir na absorção de nutrientes importantes. Além disso, muitas pessoas têm intolerância a certos vegetais, o que pode levar a problemas digestivos e outros sintomas.

Por fim, a dieta carnívora pode não ser para todos, mas, para aqueles que desejam experimentá-la, ela pode trazer benefícios significativos à saúde.

Lembre-se: não se trata de ser rígido ou de seguir modismos dietéticos; trata-se de encontrar um estilo de vida alimentar que funcione para você.

Se você estiver interessado em experimentar a dieta carnívora, comece! É uma estratégia alimentar incrível, da qual eu, como nutricionista, profissional da saúde, tenho o maior orgulho e alegria de ser defensora. Inclusive, tenho um método completo que ajuda você em todas as etapas. Não hesite. Faça sua dieta carnívora!

Foi o que a minha aluna e paciente Tatiane A., do Rio de Janeiro, fez:

Gostaria de compartilhar a minha jornada com a dieta carnívora. Conheci a Fabi no início da pandemia, através do Instagram, e desde então comecei a acompanhar todo o conteúdo que ela compartilhava. Logo me juntei à comunidade que ela criou no Facebook, onde tive a oportunidade de assistir aulas e absorver todo o conhecimento que ela transmitia.

Eu já estava em busca de uma saúde melhor, especialmente após entrar na menopausa, um período desafiador com mudanças significativas em meu corpo. No entanto, eu me recusava a aceitar uma diminuição na qualidade de vida. Foi quando ouvi a Fabi falar sobre a dieta carnívora tantas vezes que decidi encarar esse desafio.

Já seguia uma alimentação de baixo carboidrato e praticava jejum intermitente há seis anos, mas buscava resultados adicionais em termos de energia, composição corporal e melhora no humor. Então, tomei a decisão e mergulhei de cabeça na dieta carnívora.

Hoje, com dois meses de experiência, posso dizer que os resultados são surpreendentes e maravilhosos, a ponto de eu não conseguir mais abandonar essa forma de alimentação. Minha disposição para o dia a dia é outra, ganhei força para treinar, meu humor melhorou significativamente, perdi tanto peso que minhas roupas estão ficando largas, e meu sistema digestivo está funcionando de forma excelente. Todos esses benefícios têm se manifestado gradualmente e de maneira notável.

Sou imensamente grata à Fabi, pois o que ela ensina realmente funciona. Já passei por muitos médicos e endocrinologistas em busca de melhorias na minha saúde, mas nada parecia fazer diferença.

A Fabi, por sua vez, ensina a cuidarmos de nossa própria saúde, e esse é o maior diferencial dela. Com disciplina e dedicação, tenho conquistado minha melhor versão em termos de saúde. Quero expressar minha gratidão sincera à Fabi, que tem sido generosa em compartilhar conteúdos de qualidade que realmente trazem resultados. Fabi, muito obrigada!

Tatiane A.
Rio de Janeiro/RJ

Ufa, o autoconhecimento realmente liberta e muda realidades para melhor!

COMO FICA O CUSTO PARA O CONSUMIDOR?

Esta é uma questão muito frequente: o custo.
A carne bovina é um alimento precioso, mas nos últimos tempos seu preço tem sido um assunto frequente de debate. Muitas pessoas reclamam que a carne bovina está cara, mesmo com a queda no preço do boi gordo. Alguns chegam a rotular esse fato como "inflação da carne", mas isso é um equívoco.

Em vez de rotular a carne como cara, devemos considerá-la como um produto de valor inestimável para nosso organismo, o que justifica o investimento.

Além disso, é importante ressaltar que, quando se trata de alimentação, escolher alimentos saudáveis e de qualidade é fundamental para a nossa saúde e nosso bem-estar.

Quando estamos dentro da experiência carnívora e retiramos todos os alimentos, como pães, farinhas, doces, frutas e grãos, sobram recursos para investir em carnes de qualidade.

Além do mais, há uma grande variedade de cortes no mercado, portanto você pode variar o cardápio e ainda economizar nas compras.

FAÇA UMA DIETA CARNÍVORA!

A dieta carnívora é mais do que um estilo de alimentação, é um caminho para uma vida saudável e plena. Imagine desfrutar de alimentos saborosos e ainda melhorar seu desempenho físico, sua clareza mental, sua libido e sua pressão arterial.

Tudo isso é possível com a experiência carnívora, que é baseada em alimentos como carne, vísceras, ovos, peixes e queijos curados (se você tolera caseína, a proteína dos lácteos), sem a necessidade de vegetais e suplementos.

Entenda, claro, que às vezes o suplemento será necessário, devido a uma vida inteira de deficiência nutricional prévia. Por mais que você faça boas escolhas alimentares agora, pode ser necessário suplementar algum nutriente, porque não depende apenas do que você come, mas também da sua digestão e da absorção do seu corpo. Se há dificuldade na digestão, na absorção ou em ambos, haverá necessidade de suplementação de alguns nutrientes.

O que fica claro é que a dieta carnívora é repleta de alimentos gostosos e saciantes. E o melhor de tudo, esses alimentos pro-

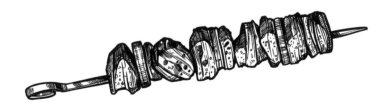

porcionam saciedade real, o que ajuda na perda de peso sem sofrimento.

Lembre que a base de toda doença, inclusive o excesso de peso, é a desnutrição. Apesar de parecer uma contradição, uma pessoa que está aumentando de peso está desnutrida. Por isso, insisto que a dieta carnívora trará muitos benefícios para sua saúde, pois você estará consumindo um alimento completo, cheio de nutrientes, vitaminas, minerais etc.

Além disso, a dieta carnívora limita suas escolhas alimentares, o que pode ser um benefício. Quando você reduz as opções, é mais fácil comer apenas quando realmente está com fome.

Você consegue se imaginar comendo um ovo cozido ou um bife mesmo sem estar com fome, em vez de ceder a lanches pouco saudáveis, gordurosos e cheios de açúcar? Provavelmente não.

O ideal, neste caso, é a prática do jejum, já que você está sem fome. O jejum é a prática de abster-se de comida por um período, e tem sido estudado e defendido por especialistas como Jason Fung devido aos seus potenciais benefícios para a saúde. Essa prática tem raízes históricas, tendo início na Grécia antiga e sendo parte integrante de várias tradições religiosas até hoje.

O corpo humano responde ao jejum em etapas, incluindo a glicogênese (a partir de 24 horas de jejum) e a cetose, em que os níveis de glicose são reduzidos e o cérebro obtém energia a partir de corpos cetônicos derivados da queima de gordura. Contrariando os mitos comuns, Fung argumenta que o jejum não queima músculo nem proteína, não leva a excessos alimentares, não causa hipoglicemia, não priva o corpo de nutrientes, nem diminui o metabolismo. Pelo contrário, o jejum pode trazer benefícios como controle do peso, melhora da sensibilidade à insulina, regulação hormonal e renovação celular. Isso também pode ser constatado na pesquisa de 2022 sobre os impactos de uma dieta cetogênica em pacientes com obesidade e sobrepeso:

> Induzir a fome através de regimes dietéticos de jejum em dias alternados ou jejum intermitente demonstrou reduzir a ingestão calórica e melhorar os marcadores de saúde relacionados ao risco cardiovascular em populações, independentemente do estado de obesidade.

É importante estar ciente dos mitos em torno do jejum e se concentrar nos benefícios comprovados para aproveitar essa estratégia de forma segura e eficaz.

A experiência carnívora é muito mais simples do que muitos outros tipos de dieta. No lugar de se preocupar com contagem de calorias e macros, você simplesmente se concentra em consumir alimentos de origem animal e abster-se de comida em intervalos de horas, incluindo a prática de jejum.

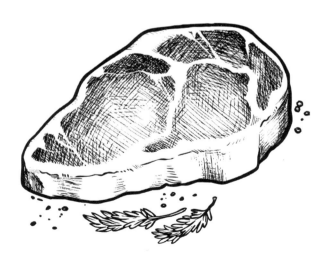

Alimentos à base de carboidratos, por serem gostosos, palatáveis e baratos, começaram a fazer parte do nosso estilo de vida, da nossa cultura e da sociedade em geral recentemente. Afinal, a comida é uma fonte de prazer e satisfação que vai além da mera sobrevivência para muitos.

A partir da década de 1970, houve uma mudança significativa nos padrões alimentares, com o surgimento de uma cultura focada em carboidratos e alimentos industrializados. Esse período marcou um aumento considerável no consumo de alimentos processados, ricos em açúcar, gorduras trans, aditivos químicos e ingredientes artificiais. Essa mudança foi impulsionada por diversos fatores, como o avanço da indústria alimentícia, a publicidade de alimentos altamente processados e a conveniência que esses produtos oferecem.

A introdução de alimentos prontos para consumo, fast-food e refrigerantes tornou-se cada vez mais popular na dieta diária das famílias. Porém, pesquisas científicas têm demonstrado uma associação entre o consumo excessivo de carboidratos e alimentos industrializados e o aumento das taxas de obesidade, de diabetes tipo 2, doenças cardiovasculares e outras condições crônicas.

Essa mudança na alimentação teve um impacto negativo na saúde da população de forma muito intensa e significativa. Portanto, é crucial rever essa cultura alimentar padrão.

A maioria das pessoas vive em culturas dominadas por carboidratos, como se fosse uma espécie de correnteza que nos arrasta. Mas se você está aqui é porque quer mudar isso, certo? Você está pronto para sair da correnteza e escolher seu próprio caminho?

SERÁ QUE NÃO PODEMOS ENCONTRAR PRAZER E SATISFAÇÃO TAMBÉM EM OUTROS ALIMENTOS?

Eu acredito que as pessoas precisam definir a sua própria versão da "dieta carnívora". E não, não estou dizendo que todo mundo precisa se tornar um carnívoro radical. Mas todos nós podemos buscar a nutrição de origem animal como base de nossa alimentação.

O que eu estou propondo é que você viva uma experiência e então possa decidir o que seguir de agora em diante.

Você já parou para pensar que a definição de "dieta" pode ser muito limitante? Ela implica seguir regras, restrições, negações. Mas à base de carne é diferente. Ela é ampla e compreensível, permitindo uma variedade de alimentos que nos fornecem tudo o que precisamos para viver bem.

Quero reforçar que todos podem adotar a dieta carnívora. Mas é importante lembrar que cada um precisa encontrar a sua própria versão. Você pode ser um carnívoro "paleo", "*low carb*", "*high fat*" ou qualquer outra derivação que funcione para você.

A base carnívora significa obter seus alimentos da nutrição de origem animal. Isso inclui carnes musculares, órgãos, frutos do mar, ovos e até mesmo alguns laticínios. Mas o objetivo não é seguir uma dieta, é escolher um estilo de vida saudável que você possa manter a longo prazo.

E, para isso, é preciso se adaptar. Adaptar a dieta aos seus objetivos, ao seu estilo de vida, aos seus desejos e até mesmo à sua variabilidade genética. Pense no estilo de vida a longo prazo, e não na dieta a curto prazo. É assim que você terá sucesso.

E agora, está pronto para escolher o seu próprio caminho? Lembre-se: a base de tudo é entender o fundamento da dieta carnívora e encontrar a sua definição exclusiva que se encaixe no topo desse fundamento. Seja livre para criar a sua própria jornada e experimentar novas formas de nutrição.

A nutrição animal é a base de uma dieta humana saudável. Embora tenhamos nossas diferenças, nossas semelhanças são ainda maiores. Como uma única espécie, somos projetados para seguir uma dieta que inclua uma variedade de alimentos à base de carne.

Não se trata apenas de comer carne. É sobre entender que a carne é a base de uma dieta saudável e adaptar essa dieta para atender às suas necessidades individuais.

Se você quer construir músculos ou queimar gordura, a carne pode ser parte essencial de sua dieta. Se você tem baixa tolerância para alguns alimentos à base de plantas, a carne pode ser a chave para manter-se saudável.

A dieta carnívora é um estilo de vida que está em sintonia com o nosso passado evolutivo, e é por isso que você deve experimentá-la e experimentar seus benefícios por si mesmo.

DÊ UMA CHANCE À EXPERIÊNCIA CARNÍVORA. SEU CORPO AGRADECERÁ!

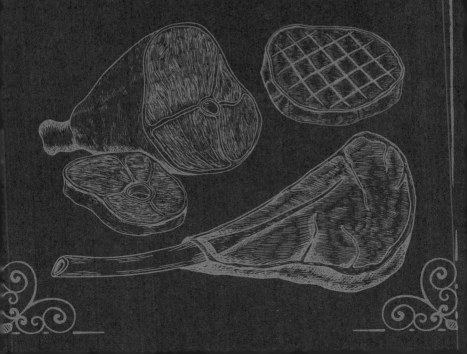

Espero por você. Seja on-line, em consultas, em palestras, ou em um dos meus treinamentos. E leve em consideração as seguintes afirmações:

Os médicos não o tornarão saudável.

Os nutricionistas não o tornarão magro.

Os professores não o tornarão inteligente.

Os terapeutas não o deixarão calmo.

Os mentores não o deixarão rico.

Os treinadores não o deixarão em forma.

Você deve assumir a responsabilidade por si mesmo.

Eric Jorgenson

Para encontrar paz de espírito, primeiro é necessário ter paz corporal.

Para encontrar **PAZ** de espírito **PRIMEIRO É** necessário ter **PAZ** CORPORAL

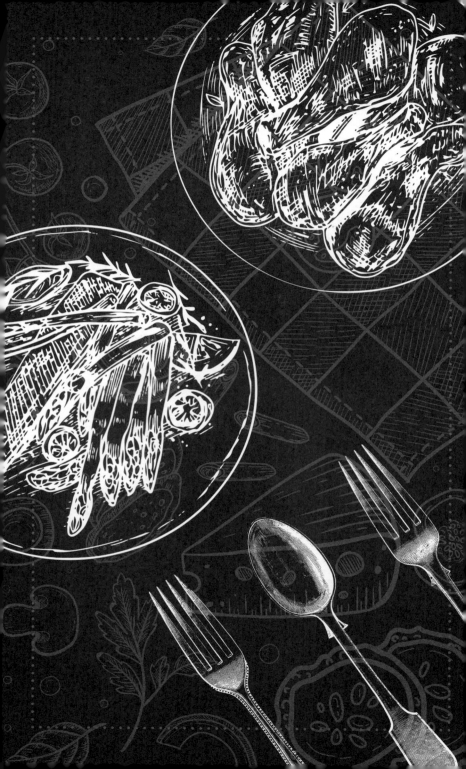

PLANO DE TRÊS DIAS DE REFEIÇÕES DA DIETA CARNÍVORA

Elaborei este plano de refeições para três dias como exemplo de como você pode iniciar sua experiência carnívora. Confira e se delicie!

DIA 1

CAFÉ DA MANHÃ
ovos cozidos com sal integral e azeite de oliva

ALMOÇO
contrafilé grelhado na gordura animal própria

JANTAR
costelinha de porco assada com sal grosso integral

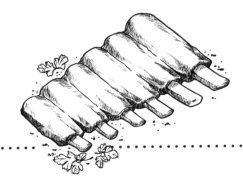

DIA 2

CAFÉ DA MANHÃ
hambúrguer de carne assado com sal integral
(muitos açougues oferecem hambúrguer
pronto sem nenhum tempero)

ALMOÇO
ovos mexidos com carne moída

JANTAR
omelete com carne-seca desfiada
(receita completa no meu perfil do Instagram)

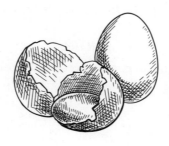

DIA 3

CAFÉ DA MANHÃ
ovos fritos na gordura do bacon
(ou outra gordura animal que tenha em casa)

ALMOÇO
coxa de frango com pele assada com alho
(receita completa no meu perfil do Instagram)

JANTAR
peixe da sua preferência grelhado na manteiga
(prefira peixes do mar, evite os peixes de cativeiro, acesse meu site, fabianesilverio.com, para ter acesso a uma matéria sobre este assunto)

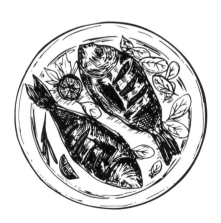

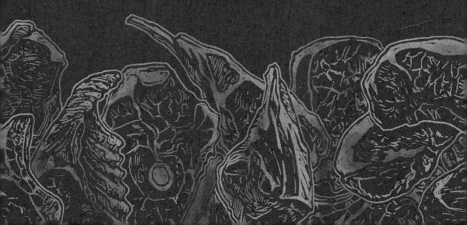

"Use a minha experiência para viver a sua!"

MINHAS CONCLUSÕES E EXPERIÊNCIAS COM A DIETA CARNÍVORA!

Minha experiência na dieta carnívora completa seis anos em 2024. Comecei esse desafio pessoal em setembro de 2018, com o objetivo inicial de mudar minha composição corporal, já que há mais de quinze anos eu seguia dietas e frequentava academias sem obter os resultados esperados.

Durante os três meses iniciais, a ideia era ficar sem nenhum outro alimento além de bichos. Fui surpreendida a cada dia, e não apenas em relação à minha composição corporal, mas também ao meu autoconhecimento.

Descobri mudanças incríveis e inesperadas em outras áreas da minha saúde. Por exemplo, eu tinha alergia a perfumes desde a adolescência, mas, depois de adotar a dieta carnívora, essa alergia desapareceu completamente. Eu realmente não podia usar perfume na pele, nem mesmo cremes com algum tipo de fragrância perfumada. Tudo me causava alergias e coceira. Inclusive, quando beijava um bebê que estava com perfume, sentia meus lábios formigarem, tamanha minha sensibilidade. Tudo isso sumiu depois da dieta carnívora, não sou mais alérgica a perfumes.

Outra mudança incrível e inesperada que notei foi minha pele mais tolerante ao sol, não precisando mais de protetor solar com tanta frequência. Até uso protetor quando fico o dia inteiro na praia, porque tenho casa no litoral e amo o sol. Estar na praia é muito importante pra mim, porque cresci com essa rotina. Porém, sou branquinha e fico vermelha logo. E com a dieta carnívora isso não acontece mais.

O motivo são as mudanças em minha alimentação, que agora é rica em gorduras de origem animal, como banha de porco e manteiga, que proporcionam uma pele desinflamada e mais resistente aos raios ultravioleta. Tenho uma pele desinflamada com mais ômega-3 e menos ômega-6.

Não sei se você sabe, mas é possível que uma pessoa que segue uma dieta mais proteica queime menos no sol. A explicação disso estaria no fato de ela ter mais gordura na pele e no fato de que as células saturadas de ômega-6 (inflamatório) e óleos vegetais seriam menos resistentes à radiação ultravioleta. Já uma pele feita de ômega-3 (anti-inflamatório) seria mais resistente aos raios ultravioleta e queimaria menos. Ou seja, ela se tornaria mais resistente aos raios solares. Isso explicaria o fato de que nossos avós e bisavós, dependendo da sua idade, não conheceram protetores solares. Ainda assim, muitos trabalhavam ao sol, plantavam, cultivavam a terra e cuidavam do gado, tudo isso no sol a pino.

Sabemos também que eles não tinham óleos vegetais nem mesmo gorduras hidrogenadas, como margarinas e afins que são usados hoje em grandes quantidades para dar crocância, sabor e tempo de prateleira aos produtos alimentícios. O que eles usavam era justamente a tão temida gordura animal, como banha de porco, óleo de coco, manteiga e até mesmo o leite materno, que é rico em gordura saturada. O que é um terror para a indústria alimentícia: como terão lucros bilionários se as pessoas usarem a gordura natural dos alimentos como banha de porco e manteiga?

> **Se usarmos a própria gordura da carne nas preparações, teremos mais saciedade, mais sabor e mais saúde. Olha só! É libertador!**

Outra incrível mudança que percebi foram as melhorias significativas no funcionamento do meu intestino, algo que era uma luta constante ao longo dos anos. Antes, eu consumia muitas fibras, saladas e grãos integrais, acreditando que me ajudariam, mas isso apenas causava desconforto e dificuldades para evacuar. Com a dieta carnívora, meu intestino funciona perfeitamente, não tenho mais problemas de constipação e minha saúde intestinal melhorou consideravelmente.

Minha história de dificuldade com meu intestino vem desde quando eu era um bebê. Minha mãe sempre conta que não pôde

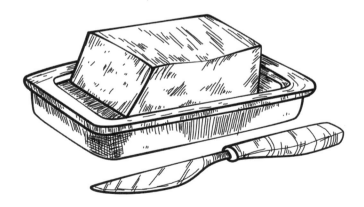

amamentar, porque logo voltou a trabalhar, então minha avó fazia um mingau à base de leite e arroz, que me fazia muito mal. Até um ano de vida eu estava sempre no hospital.

Com tantas dificuldades de evacuar, aos dezoito anos tive que fazer cirurgia de hemorroidas. Me diziam: "Coma fibras, coma mais saladas, grãos integrais, sucos verdes de todo tipo", mas esse tipo de alimentação me detonava por dentro e por fora.

O meu depoimento deveria estar nos outdoors das cidades, porque eu quero que todos saibam que: não somos animais ruminantes, não digerimos as fibras, elas entram e saem, nem mesmo podemos contabilizá-las, pois não são contadas como calorias. E ainda são como lixa para a parede do nosso intestino! Veja só: hoje meu intestino funciona tão perfeitamente que não sujo o papel higiênico, o que é ideal. Outro fator inte-

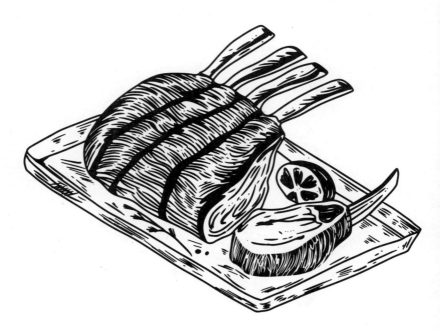

ressante é que não preciso ir todos os dias ao banheiro, porque a carne é quase toda aproveitada. Ela é digerida no estômago e quebrada em aminoácidos. O que não é armazenado vira fezes, que são restos de células e bactérias mortas. Nesse caso, restos de comida.

Quando eu comia grãos (carboidratos), por exemplo, as idas ao banheiro eram mais frequentes. Comedores de carboidratos relatam ir até duas vezes ao dia ao banheiro, pelo excesso de bolo fecal. O corpo armazena a energia em forma de gordura e joga fora o que não tem mais valor nutricional.

Além disso, outros benefícios que observei incluem a redução de sintomas de enxaqueca, a eliminação de verrugas plantares e o alívio do desconforto abdominal, gases e distensão. Eu sempre tinha olho de peixe, uma espécie de verruga plantar, que são lesões cutâneas, muitas vezes dolorosas, que se localizam na planta dos pés ou das mãos. Eu estava sempre com uma, tirava com um produto comprado em farmácias, colava esparadrapo, ela apodrecia e caía. Mas agora eu não enfrento mais esse problema.

Vivi exatamente aquele velho ditado: "Atira no que vê e acerta no que não vê".

Isso acontece muito na experiência carnívora: você lida com algo que incomoda e nem percebe. Como já enfrenta tantos outros sintomas, acostumou-se e acha normal sentir incômodos e ter doenças.

Sim, é comum a maioria das pessoas sentir, porém não é normal. Ter enxaqueca, por exemplo, não é normal, mas é muito comum. Eu tinha enxaqueca com aura e sem aura constantemente, hoje não tenho mais.

Não posso deixar de relatar aqui o desagradável desconforto abdominal que sofria, porque tudo fermentava. Sofria muito com gases, estufamento, fezes fétidas e disbiose constante. Além de desagradável, tudo isso me deixava super mal-humorada. Hoje, sei que 95% da serotonina está no intestino, como destacado no estudo "O eixo intestino-cérebro: influência da microbiota no humor e na saúde mental", mas como eu não tinha um intestino funcionando adequadamente, meus neurotransmissores eram uma verdadeira bagunça, refletindo em mau humor, irritabilidade e cansaço constante. É o que sente quem não tem motilidade intestinal por estar sujo e entupido, cheio de substâncias tóxicas.

No entanto, com a dieta carnívora pude experimentar a melhora significativa em minha saúde e minha qualidade de vida. E é isso que eu desejo para você de agora em diante!

Para ter sucesso na dieta carnívora, comece com uma mentalidade vencedora. Aprenda a amar seu corpo e a nutri-lo adequadamente.

Se você orienta suas escolhas conforme os valores promovidos pelos meios de comunicação e pelas mídias sociais, você inevitavelmente enfrentará desafios financeiros, nutricionais e éticos.

Esqueça as opiniões dos pessimistas e concentre-se em seu próprio bem-estar. Investir em sua saúde é um ato de amor-próprio.

E, se você já é adepto da dieta carnívora, parabéns! Continue cuidando de si mesmo e transformando seu corpo de dentro para fora.

Venha experimentar mais saúde, mais disposição, energia, praticidade e transformação de vida a longo prazo!

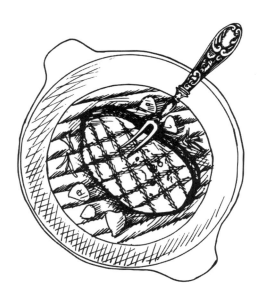

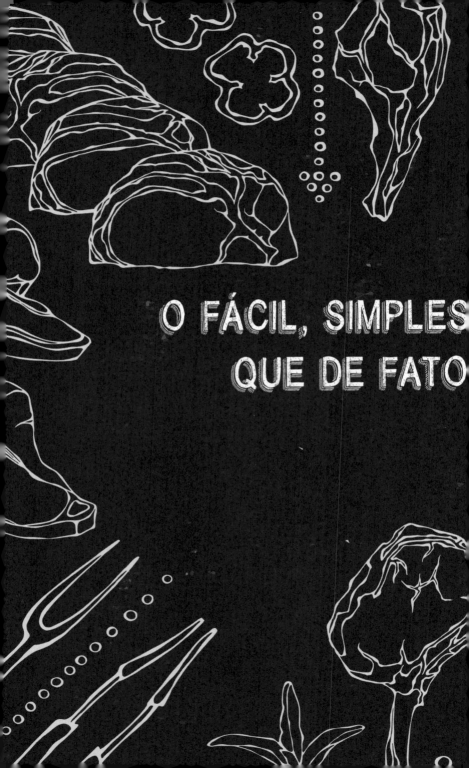

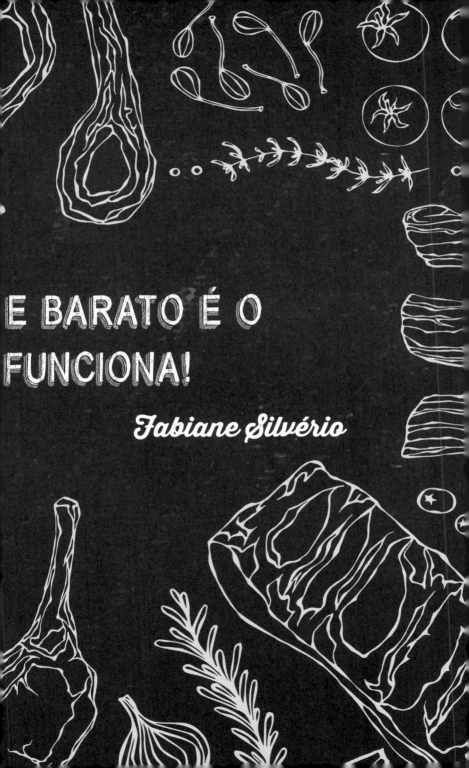

REFERÊNCIAS

MITLOEHNER, F.; HUDSON, D. "No, four pounds of beef doesn't equal the emissions of a transatlantic flight." *Blog GHGGuru*, set. 2019. Disponível em: https://ghgguru.faculty.ucdavis.edu/2019/09/26/no-four-pounds-of-beef-doesnt-equal-the-emissions-of-a-transatlantic-flight/. Acesso em: 10 jul. 2024.

USAFacts team. "What are the main sources of US greenhouse gas emissions?" *USA Facts*, jan. 2024. Disponível em: https://usafacts.org/articles/what-are-the-main-sources-of-us-greenhouse-gas-emissions/. Acesso em: 10 jul. 2024.

APPLETON, Jeremy. "The Gut-Brain Axis: Influence of Microbiota on Mood and Mental Health." *Integrative Medicine*, Encinitas, v. 17, n. 4, pp. 28-32, ago. 2018.

ARAÚJO, Joana; CAI, Jianwen; STEVENS, June. "Prevalence of Optimal Metabolic Health in American Adults: National Health and Nutrition Examination Survey 2009–2016" *Metabolic Syndrome and Related Disorders*, [S.l.], v. 17, n. 1, pp. 183-187, 8 fev. 2019. Disponível em: https://www.liebertpub.com/doi/10.1089/met.2018.0105. Acesso em: 10 jul. 2024.

BAKER, Shawn. *The Carnivore Diet*. Las Vegas: Victory Belt Publishing, 2019.

BALBINO, Carolina de Souza. A influência da alimentação no tratamento da doença de Alzheimer. *Brazilian Journal of Health Review*, Curitiba, v. 4, n. 3, pp. 10.279-10.293, maio/jun. 2021.

BITSKO, Rebecca H.; HOLSINGER, Erika E.; BLACK, Lindsey I.; PEROU, Ruth. Prevalence of Parent-Reported ADHD Diagnosis and Associated Treatment Among U.S. Children and Adolescents, 2016-2019. *JAMA Pediatrics*, [S.l.], 2020. Disponível em: https://jamanetwork.com/journals/jamapediatrics/fullarticle/2771742. Acesso em: 13 jun. 2024.

BMJ. Efficacy and safety of low and very low carbohydrate diets for type 2 diabetes remission: systematic review and meta--analysis of published and unpublished randomized trial data *BMJ*, [S.l.], v. 372, publicado em 13 de janeiro de 2021. DOI: https://doi.org/10.1136/bmj.m4743. Acesso em: 13 jun. 2024.

BOWDEN, Jonny; SINATRA, Stephen. *O mito do colesterol: por que a diminuição do seu colesterol não reduzirá o risco de doenças cardíacas.* São Paulo: WMF, 2016.

BRAND-MILLER, Jennie C.; GRIFFIN, Hayley J.; COLAGIURI, Stephen. "The carnivore connection hypothesis: revisited." *Journal of obesity* vol. 2012. Disponível em: https://pubmed.ncbi.nlm.nih.gov/22235369/. Acesso em: 10 jul. 2024.

BROCKHOFF, Jurij D et al. "The impact of ketogenic diet on the onset and progression of multiple sclerosis." *European journal of microbiology & immunology* vol. 13,2 29-36., 4 set. 2023. Disponível em: https://www.ncbi.nlm.nih.gov/pmc/articles/PMC10578139/. Acesso em: 10 jul. 2024.

CELLA, Isadora Barreto Della; MOTTA, Pedro Flávio Costa. "Comparação entre dietas com restrição de carboidratos e de gorduras no combate à obesidade: uma revisão sistemática". *Revista da Sociedade Brasileira de Clínica Médica*, São Paulo, v. 16, n. 4, pp. 241-248, out.-dez. 2018.

CHEN, Ling; JIA, Ru-han; QIU, Chang-jian; DING, Guo Hua. "Hyperglycemia inhibits the uptake of dehydroascorbate in tubular epithelial cell." *American journal of nephrology* v. 25, n.5. pp. 459-465., 24 de ago. 2005. Disponível em: https://pubmed.ncbi. nlm.nih.gov/16118484/. Acesso em: 10 jul. 2024.

CHOI, Yeo Jin; JEON, Sang-Min; SHIN, Sooyoung. "Impact of a Ketogenic Diet on Metabolic Parameters in Patients with Obesity or Overweight and with or without Type 2 Diabetes: A Meta--Analysis of Randomized Controlled Trials." *Nutrients*, 6 de jul. de 2020. Disponível em: https://www.ncbi.nlm.nih.gov/pmc/ articles/PMC7400909/#B38-nutrients-12-02005. Acesso em: 10 jul. 2024.

CORDEIRO, Renata; SALLES, Marina Baldasso; AZEVEDO, Bruna Marcacini. "Benefícios e malefícios da dieta low carb". *Revista Saúde em Foco*, 9 ed., 2017. Disponível em: https://portal.unisepe. com.br/unifia/wp-content/uploads/sites/10001/2018/06/080_ beneficios.pdf. Acesso em: 10 jul. 2024.

DHIMAN, T. R.; NAM, S. H.; URE, A. L. "Factors affecting conjugated linoleic acid content in milk and meat". *Critical Reviews in Food Science and Nutrition*, v. 45, n. 6, pp. 463-482, 2005.

FAYET-MOORE, Flavia; BAGHURST, Katrine; MEYER, Barbara J. "Four Models Including Fish, Seafood, Red Meat and Enriched Foods to Achieve Australian Dietary Recommendations for n-3 LCPUFA for All Life-Stages." *Nutrients* vol. 7,10 8602-14., 19 out. 2015. Disponível em: https://www.ncbi.nlm.nih.gov/pmc/articles/PMC4632433/. Acesso em: 10 jul. 2024.

FUNG, Jason. *O código do diabetes*. São Paulo: nVersos, 2018.

GLOBAL FOOD RESEARCH PROGRAM. "Ultra-processed foods and the nutrition transition: Global, regional and national trends, food systems transformations and political economy drivers." *Public Health Nutrition*, v. 21, n. 1, pp. 5-17, 2018. Disponível em: https://www.globalfoodresearchprogram.org/research/ultra-processed-foods/. Acesso em: 10 jul. 2024.

GRIINARI, J. M.; BAUMAN, D. E. Biosynthesis of conjugated linoleic acid and its incorporation into meat and milk in ruminants. In: SEBEDIA, Y. S.; KRITCHEVSKY, D. (Eds.). *Advances in conjugated linoleic acid research*. Champaign: AOCS Press, 1999. v. 1, pp. 180-200.

HO, K. S. et al. "Stopping or reducing dietary fiber intake reduces constipation and its associated symptoms". *World Journal of Gastroenterology*, v. 18, n. 33, pp. 4.593-4.596, 2012. Disponível em doi:10.3748/wjg.v18.i33.4593.

JORGENSON, Eric. *O almanaque de Naval Ravikant: Um guia para a felicidade e a riqueza*. Rio de Janeiro: Intrínseca, 2022.

LENNERZ, Belinda S. et al. "Behavioral Characteristics and Self-Reported Health Status among 2029 Adults Consuming a

'Carnivore Diet'." *National Library of Medicine*, [S.l.], 2 nov. 2021. Disponível em: https://www.ncbi.nlm.nih.gov/pmc/articles/PMC8684475/. Acesso em: 10 jul. 2024.

LOCK, A. L.; GRIINARI, J. M.; BAUMAN, D. E. "The biology of conjugated linoleic acids in ruminants". In: SEBEDIA, Y. S.; WOO, S. L. (Eds.). *Advances in Conjugated Linoleic Acid Research*. Champaign: AOCS Press, 2003. v. 2, pp. 36-51.

MENTAL HEALTH AMERICA. The State of Mental Health in America 2021. Disponível em: https://mhanational.org/issues/state mental-health-america. Acesso em: 13 jun. 2024.

MONTEIRO, C. A. et al. The UN Decade of Nutrition, the NOVA food classification and the trouble with ultra-processing. *Public Health Nutrition*, v. 21, n. 1, pp. 5-17, 2018. Disponível em: https://doi.org/10.1017/S1368980017000234. Acesso em: 10 jul. 2024.

MOURA, Layse Ramos de. "Dieta de baixo carboidrato: uma revisão de literatura." João Pessoa, 2015. Disponível em: https://repositorio.ufpb.br/jspui/bitstream/123456789/962/1/LRM22062015.pdf. Acesso em: 10 jul. 2024.

MURRAY, Bob; ROSENBLOOM, Christine. "Fundamentals of glycogen metabolism for coaches and athletes." *National Library of Medicine*, [S.l.], 10 de fev. 2018. Disponível em: https://pubmed.ncbi.nlm.nih.gov/29444266/. Acesso em: 10 jul. 2024.

PAOLI, A. et al. "Beyond weight loss: a review of the therapeutic uses of very-low-carbohydrate (ketogenic) diets." *European Journal of Clinical Nutrition*, v. 67, n. 8, pp. 789-796, 2013.

POPKIN, B. M. "Nutrition transition and the global diabetes epidemic." *Current Diabetes Reports*, v. 15, n. 9, p. 64, 2015. Disponível em: https://doi.org/10.1007/s11892-015-0631-4. Acesso em: 10 jul. 2024.

RODRIGUES, Fabiano de Abreu; SILVEIRA, Francis Moreira Da; OH, Henry; ABUD, Desiree Ortegón. "Neurotoxicidade: declínio e neurodegeneração no cérebro diabético". In: SILVA NETO, Benedito Rodrigues da (Org.) *A medicina como elo entre a ciência e a prática*. Ponta Grossa (PR): Atena, 2022.

SAGAN, K. C.; CÁRCAMO, J. M.; GOLDE, D. W. "Vitamin Centers mitochondria via facilitative glucose transporter 1 (Glut1) and confers mitochondrial protection against oxidative injury." *FASEB journal: official publication of the Federation of American Societies for Experimental Biology* vol. 19,12, pp. 1657-1667. Disponível em: doi:10.1096/fj.05-4107com.

SESSA, Wagner; FERRAZ, Renato Ribeiro Nogueira. "Dieta *low carb* como estratégia de manejo na remissão do diabetes mellitus insulinorresistente: síntese de evidências". *International Journal of Health Management*, v. 1, 2019. Disponível em: https://www.ijhmreview.org/ijhmreview/article/view/148.

SILVA, K.C. et al. "Influência do índice glicêmico e carga glicêmica da dieta sobre o risco de sobrepeso e adiposidade na infância." *Revista Paulista de Pediatria*, São Paulo, v. 34, n. 3, pp. 293-300, 2016. DOI: https://doi.org/10.1016/j.rppede.2015.12.009.

TEAGASC. "Irish grass-fed cows produce more nutritious milk." *ScienceDaily*, set. 2023. Disponível em: https://www.sciencedaily.com/releases/2018/02/180228085349.htm. Acesso em: 10 jul. 2024.

Este livro, composto na fonte Alegreya Sans e Hackney,
foi impresso em papel Offset 90g/m², na gráfica Imprensa da Fé.
São Paulo, fevereiro de 2025.